Dhanashree Ghoderao Urade

Sticky Bone: uma nova abordagem no tratamento de defeitos ósseos intra-ósseos

Dhanashree Ghoderao Urade

Sticky Bone: uma nova abordagem no tratamento de defeitos ósseos intra-ósseos

ScienciaScripts

Imprint

Cover image: www.ingimage.com

This book is a translation from the original published under ISBN 978-620-8-11691-0.

Publisher:
Sciencia Scripts
is a trademark of
Dodo Books Indian Ocean Ltd. and OmniScriptum S.R.L publishing group

120 High Road, East Finchley, London, N2 9ED, United Kingdom
Str. Armeneasca 28/1, office 1, Chisinau MD-2012, Republic of Moldova, Europe
Printed at: see last page
ISBN: 978-620-8-33017-0

Conteúdo

1 Introdução

Há mais de 5000 anos que a periodontite é uma entidade patológica reconhecida pela sociedade.[1] A periodontite é considerada uma condição complexa, envolvendo factores do hospedeiro, do ambiente e bacterianos.[2] Caracteriza-se por uma doença inflamatória irreversível das estruturas de suporte dos dentes. À medida que a doença se desenvolve e progride, ocorre a perda de fibras de colagénio e de ligação à superfície da raiz, o movimento apical do epitélio da bolsa, a formação de bolsas periodontais profundas e a reabsorção do osso alveolar. Se a periodontite não for tratada, a doença promove uma maior destruição do osso alveolar, o que provoca o aumento da mobilidade dos dentes e, em última análise, a sua perda.[3] Loe H et al. afirmaram que o início e o desenvolvimento da doença periodontal são os seguintes: 8% da população teve uma progressão rápida da doença, 81% teve uma progressão moderada da doença e 11% da população não progrediu para além da gengivite.[4] As Aggregatibacter actinomycetemcomitans estão relacionadas com formas localizadas de periodontite, enquanto as formas crónicas generalizadas da doença estão ligadas a uma série de bactérias que envolvem Porphyromonas gingivalis, Tannerella forsythia, Treponema denticola e outras.[2] De acordo com o modelo da patogénese da doença periodontal apresentado por Page e Kornman, o encontro microbiano é considerado como um fator etiológico significativo que inicia uma resposta inflamatória em hospedeiros susceptíveis. À medida que o hospedeiro responde às bactérias invasoras, há produção de citocinas e quimiocinas, o que provoca uma resposta inflamatória e imunitária imediata que leva à destruição do tecido conjuntivo e do osso. As diferenças na taxa de progressão da doença periodontal estão principalmente associadas a factores de risco. Condições sistémicas, factores ambientais, factores genéticos e hábitos, modificam a resposta do hospedeiro a estas bactérias, alterando a velocidade e a progressão da doença.[1]

A periodontite provoca a destruição do processo alveolar que é geralmente irregular e, embora ocorram formas estranhas.[5] As sequelas anatómicas da disseminação apical da periodontite caracterizam as lesões ósseas periodontais.[6] O aumento da atividade dos osteoclastos sem um aumento equivalente da formação óssea é uma das principais caraterísticas da perda óssea mediada pela inflamação na periodontite. Os osteoclastos, que são células multinucleadas derivadas da linhagem de monócitos/macrófagos, são considerados a principal célula causadora da reabsorção óssea. Estes osteoclastos são formados por citocinas presentes nos tecidos periodontais inflamados.[7]

A presença de lesões ósseas é clinicamente significativa em muitos aspetos. Está associada à perda de suporte dentário, à especificidade da destruição periodontal. Estes defeitos são classificados com base em critérios morfológicos específicos e têm como objetivo orientar o operador no seu diagnóstico, tratamento e prognóstico.[6]

Goldman et al.[8] em 1958 descreveram a morfologia de vários defeitos ósseos e classificaram-nos de acordo com o número de paredes remanescentes da seguinte forma:

a) **Três paredes ósseas**:
- Paredes proximal, vestibular e lingual
- Paredes bucal, mesial e distal
- Paredes lingual, mesial e distal

b) **Duas paredes ósseas**:
- Paredes bucais e linguais
- Paredes bucais e proximais
- Paredes linguais e proximais

c) **Uma parede óssea:**
- Parede proximal
- Parede bucal
- Parede lingual

d) **Combinação**

Para o tratamento de defeitos intra-ósseos de uma, duas e três paredes, ou combinações dos mesmos, de muito profundos a muito superficiais, e de muito largos a muito estreitos, a regeneração periodontal demonstrou ser mais aceitável e eficaz. Os objectivos da regeneração periodontal são obter: (i) um aumento da inserção periodontal e do osso de um dente severamente comprometido; (ii) uma redução da profundidade da bolsa; e (iii) nenhum aumento, ou um aumento mínimo, da recessão gengival. A regeneração periodontal em defeitos intra-ósseos tem sido tentada de forma eficaz com uma variedade de diferentes materiais regenerativos e abordagens cirúrgicas.[9] Para o tratamento de defeitos intra-ósseos, são propostas várias modalidades de tratamento, como o alisamento radicular, o desbridamento com retalho aberto, a colocação de enxertos ósseos autógenos, a utilização de biomateriais que incluem derivados e substitutos ósseos e procedimentos de regeneração tecidular guiada (RTG), e factores biológicos como as proteínas da matriz do esmalte.[10]

Os factores de crescimento são proteínas bioactivas que realizam vários processos celulares. A nova modalidade no âmbito da medicina regenerativa é a dos factores de crescimento concentrados (CGF). O CGF foi desenvolvido pela primeira vez pela Sacco em 2006. É considerado como um concentrado de plaquetas avançado de segunda geração, obtido com tecnologia de centrifugação contínua diferencial. O CGF contém vários factores de crescimento e fibrinas, que têm a capacidade de promover a recuperação de tecidos moles e duros. Não são adicionados aditivos durante a preparação do CGF. As principais propriedades do CGF são uma maior força adesiva, resistência à tração e maior viscosidade do que as outras preparações de plaquetas. A alteração da velocidade de centrifugação durante a preparação da FGC permite a segregação de uma matriz de fibrina muito maior e mais espessa, rica em factores de crescimento. Os factores de crescimento, as plaquetas, os leucócitos e as células estaminais CD34+ constituem o conteúdo da matriz orgânica rica em fibrina. Esta matriz de FBC ajuda no processo de regeneração e também tem células imunológicas que são eficazes na regulação da inflamação e na redução do risco de infeção. O CGF também promove a diferenciação osteogénica e a proliferação celular. Assim, permite a formação de ossos, a cicatrização de tecidos e também melhora a qualidade do osso formado.[11] Desde 2010, foi estabelecido um novo conceito de produção de matriz de enxerto ósseo enriquecida com factores de crescimento, também conhecido como "Sticky Bone", utilizando cola de fibrina autóloga. O osso pegajoso proporciona estabilidade do enxerto ósseo no defeito e também acelera a cicatrização dos tecidos e reduz a perda óssea durante o período de cicatrização.[12]

A avaliação do procedimento regenerativo é essencial para a avaliação das modalidades existentes, das novas modalidades e também para a comparação de diferentes modos de terapia. A histologia, a medição direta do osso, a sondagem periodontal e a análise radiográfica são as abordagens utilizadas para a avaliação dos procedimentos regenerativos. O método de exame mais frequentemente utilizado é a sondagem periodontal para medir as consequências clínicas dos procedimentos regenerativos. Outro método de avaliação da regeneração são as medições do nível de inserção clínica, relativamente a um ponto de referência, como a junção cemento-esmalte, uma restauração, uma superfície oclusal ou um stent. A comparação de investigações consecutivas permite ao clínico ou investigador clínico descobrir se uma determinada técnica regenerativa apresenta melhorias ou não.[10]

A avaliação histológica de uma amostra do enxerto não é um método preferido devido ao seu processo invasivo. As radiografias são frequentemente utilizadas para diagnosticar a quantidade e a forma da destruição do osso alveolar que afecta o planeamento do tratamento na terapia periodontal. As radiografias convencionais fornecem radiografias bidimensionais (2D) que são inadequadas para o reconhecimento da morfologia do defeito alveolar intraósseo. Isto deve-se à obstrução das alterações ósseas esponjosas pela placa cortical. Assim, são necessárias imagens tridimensionais (3D) para o mapeamento dos defeitos alveolares. Além disso, a tomografia computorizada de feixe cónico (CBCT) foi sugestivamente mais precisa do que as radiografias intra-orais digitais quando as medições cirúrgicas diretas serviram como padrão de ouro para a avaliação dos resultados do tratamento regenerativo dos defeitos intra-ósseos. A CBCT fornece medições precisas que são quase equivalentes às medições cirúrgicas diretas, substituindo assim o procedimento de reentrada cirúrgica.[13] A TCFC inclui um feixe de raios X de forma cónica, focado numa região de interesse, que sensibiliza uma

matriz bidimensional de detectores de imagem. A TCFC tem várias vantagens, incluindo a eliminação de distorções e a capacidade de visualizar estruturas nos três planos ortogonais.[14]
A pesquisa bibliográfica revelou que existem muito poucos estudos que tenham sido efectuados para verificar a eficácia do FGC e do Sticky Bone no tratamento de defeitos intra-ósseos em pacientes com periodontite. Assim, era essencial continuar a estudar este material no tratamento de defeitos intra-ósseos periodontais. Para além disso, a CBCT é um dos métodos de avaliação mais recentes e existem muito poucos estudos que tenham utilizado a CBCT para avaliar a regeneração.

2 Finalidade e objectivos

O objetivo do estudo foi avaliar o efeito da cola de fibrina autóloga (AFG) enriquecida com matriz de enxerto ósseo (Sticky Bone) e factores de crescimento concentrados (CGF) no tratamento de defeitos ósseos intra-ósseos por CBCT.

Objectivos:

- Avaliar a matriz de enxerto ósseo enriquecida com cola de fibrina autóloga (AFG) (Sticky Bone) para o tratamento de defeitos intra-ósseos.
- Avaliar os factores de crescimento concentrados (CGF) para o tratamento de defeitos intra-ósseos.
- Avaliar e comparar por CBCT, a quantidade de preenchimento ósseo em defeitos intra-ósseos tratados com Sticky bone e CGF, 6 meses após a cirurgia.

3 Revisão da literatura

Na Periodontite, a perda óssea alveolar está claramente associada a uma alteração no equilíbrio normal entre a reabsorção e a formação óssea. A perda de tecido e a perda óssea causadas pela doença periodontal são tipicamente tratadas por uma variedade de modalidades de tratamento regenerativo, incluindo enxertos ósseos, regeneração tecidular guiada (RTG) e factores de crescimento, para reformar os tecidos de suporte do dente. Os factores de crescimento polipeptídicos são um dos elementos fundamentais da engenharia de tecidos, tendo demonstrado um papel importante no crescimento e diferenciação de células envolvidas na cicatrização de feridas periodontais. Atualmente, está disponível uma vasta gama de substitutos de enxertos ósseos para o tratamento de defeitos intra-ósseos. Uma terapia combinada de concentrados de plaquetas e enxertos ósseos tem mostrado resultados positivos na regeneração periodontal. Para o diagnóstico, planeamento do tratamento e prognóstico da doença periodontal, é crucial uma avaliação correta da condição óssea. As radiografias fornecem informação para a deteção e medição das alterações provocadas pelos periodontopatógenos e pela cirurgia. Os métodos de diagnóstico radiográfico bidimensional (2D), como as radiografias bitewing e periapicais, são os mais adequados, pois são de fácil aquisição, baratos e fornecem imagens de alta resolução. Os métodos de diagnóstico radiográfico bidimensional (2D) têm algumas desvantagens. Os objectos são visualizados no plano mesial-distal e apical-coronal, mas não é possível avaliar o plano vestibular-lingual. As imagens radiográficas em 2-D não reproduzem com precisão a anatomia que está a ser avaliada. As estruturas anatómicas que rodeiam os dentes podem sobrepor-se, produzindo ruído anatómico ou de fundo, o que dificulta a interpretação das radiografias periapicais. As radiografias bidimensionais mostram uma destruição óssea menos grave do que a realmente existente. As radiografias não revelam as relações entre os tecidos moles e os tecidos duros. A introdução da tomografia computorizada de feixe cónico (CBCT) ultrapassou as desvantagens dos métodos convencionais. A TCFC fornece vistas tridimensionais que ajudam a detetar corretamente a morfologia dos defeitos intra-ósseos.

Para facilitar a compreensão, a revisão da literatura foi dividida em três partes

1. Revisão de estudos sobre concentrados de plaquetas
2. Revisão dos estudos sobre a terapia combinada (concentrados de plaquetas + enxerto ósseo).
3. Revisão dos estudos sobre os métodos de análise da regeneração.

Revisão de estudos sobre concentrados de plaquetas

Thorat et al. (2011)[15] examinaram os efeitos da fibrina rica em plaquetas autóloga (PRF) no tratamento de defeitos intra-ósseos em pacientes com periodontite crónica. 32 defeitos intra-ósseos foram tratados aleatoriamente com PRF autóloga ou apenas com um desbridamento convencional com retalho aberto. Parâmetros clínicos como o índice de placa (IP), o índice de hemorragia do sulco (SBI), a profundidade de sondagem (PD), o nível de inserção clínica (CAL) e o nível marginal gengival (GML) foram registados no início e 9 meses após a cirurgia. O preenchimento ósseo foi registado radiograficamente no início e no nono mês. A melhoria no

O SBI e o PI foram observados em ambos os grupos aos 9 meses de pós-operatório e não são estatisticamente significativos quando se efectua a comparação entre grupos. A redução da PD, o ganho de CAL e a redução da SBI foram maiores no grupo de teste em comparação com o grupo de controlo. Foi observada uma menor recessão do tecido marginal no grupo de controlo do que no grupo de teste. Foi encontrado um aumento significativo na percentagem de preenchimento do defeito de 46,92% nos locais de teste em comparação com os locais de controlo, que foi de 28,66%. O estudo concluiu que o uso de PRF no tratamento de defeitos periodontais intra-ósseos, melhorou os parâmetros clínicos e radiográficos. Assim, pode ser utilizado em procedimentos regenerativos periodontais.

L.F. Rodella et al. (2011)[16] objetivo do estudo foi avaliar a presença dos níveis dos factores de crescimento TGF- b1 e VEGF na camada de plasma pobre em plaquetas (PPP), na camada intermédia de factores de crescimento concentrados (CGF) e nas camadas inferiores de glóbulos vermelhos

(RBC). O estudo também avaliou a presença de células CD34 positivas nas três camadas. Foram colhidas amostras de sangue de 9 ml de seis indivíduos saudáveis com idades compreendidas entre 30 e 47 anos. Preparou-se o FGC e obtiveram-se três camadas de cada amostra: camada PPP, camada FGC e camada de hemácias. Estas amostras foram processadas e foram efectuadas análises histológicas e imunohistoquímicas. Verificou-se que os níveis de TGF-b1 e VEGF eram semelhantes na camada CGF e na camada de hemácias. Foram encontrados níveis baixos de ambos os factores de crescimento na camada PPP, em comparação com as camadas CGF e RBC. As células CD34 positivas foram encontradas em ambas as camadas CGF e RBC. Mas foram encontradas significativamente mais nas camadas CGF em comparação com as camadas RBC.

V. Rosamma Joseph et al. (2012)[17] investigaram a eficácia clínica da fibrina rica em plaquetas autóloga (PRF) com desbridamento de retalho aberto no tratamento de defeitos periodontais infra-ósseos. 11 defeitos intra-ósseos de quinze pacientes tratados com desbridamento de retalho aberto e fibrina rica em plaquetas autóloga ou apenas com desbridamento de retalho aberto.

Parâmetros como a profundidade da bolsa de sondagem (PD), o nível de fixação clínica (CAL) e a profundidade do defeito radiográfico foram avaliados no início e 1 ano após a cirurgia. A perceção da dor e a cicatrização foram registadas 1 semana após a cirurgia. A redução da PD, o ganho de CAL e a redução da profundidade do defeito infra-ósseo radiográfico foram significativamente maiores no grupo de teste. Verificou-se uma melhoria da cicatrização no grupo de teste em comparação com o grupo de controlo. Foi registada uma redução da dor pós-operatória no grupo de teste. O estudo concluiu que o PRF pode ser utilizado para o tratamento de defeitos intra-ósseos em pacientes com periodontite crónica.

Amable et al. (2013)[18] O objetivo do estudo era determinar o conteúdo em factores de crescimento e citocinas no PRP. Foram recolhidas amostras de sangue de 22 doentes saudáveis e foi preparado um PRP. Foram efectuadas análises hematológicas. O teor de citocinas e os factores de crescimento foram determinados utilizando um kit ELISA. Não foram segregadas quaisquer citocinas antes da ativação plaquetária. Foram segregados vários factores de crescimento e citocinas dos coágulos de plaquetas activados. Assim, o estudo concluiu que a presença de factores de crescimento e de citocinas pode ser benéfica para várias terapias periodontais.

Rosamma Joseph V et al. (2014)[19] avaliaram a eficácia clínica da fibrina rica em plaquetas autóloga (PRF) no tratamento de defeitos ósseos horizontais. Foram incluídos neste estudo 15 pacientes que consistiam em 45 locais com perda óssea horizontal. Os pacientes foram distribuídos aleatoriamente para serem tratados com gel de PRF (grupo experimental I) ou com gel de PRF e membrana de PRF (grupo experimental II) e o grupo de controlo foi tratado com desbridamento de retalho aberto. A avaliação clínica e radiográfica foi efectuada no início e nove meses após a cirurgia. Foram encontradas diferenças significativas na redução da profundidade de sondagem e no ganho de fixação clínica entre os grupos experimentais em comparação com o controlo, mas não houve diferenças significativas entre os grupos experimentais.

Não se registaram diferenças significativas na recessão gengival e nos níveis ósseos radiográficos aos 9 meses de pós-operatório nos três grupos. O estudo sugeriu que o tratamento de defeitos periodontais horizontais através da utilização de PRF, tanto na forma de gel como de membrana, é mais eficaz do que o desbridamento com retalho aberto isoladamente.

Ajwani H et al. (2015)[20] realizaram o estudo para avaliar a eficácia da fibrina rica em plaquetas autóloga (PRF) em comparação com o desbridamento com retalho aberto no tratamento de defeitos intra-ósseos. Vinte indivíduos com quarenta defeitos intra-ósseos foram incluídos no estudo. Os locais selecionados foram tratados aleatoriamente com desbridamento de retalho aberto isolado ou desbridamento de retalho aberto com PRF autóloga. Os parâmetros dos tecidos moles e duros foram registados no início e aos 9 meses de pós-operatório. Os parâmetros dos tecidos moles melhoraram significativamente nos grupos de teste e de controlo. Foi observado um aumento significativo do preenchimento médio do defeito no grupo de teste em comparação com o grupo de controlo. Concluíram que a utilização de PRF no desbridamento de retalhos abertos melhorou os parâmetros clínicos e radiográficos, o que sugere um potencial regenerativo.

Masuki et al. (2016)[21] O objetivo do estudo foi avaliar os níveis de factores de crescimento no plasma rico em plaquetas (PRP), plasma rico em factores de crescimento (PRGF), fibrina plaquetária avançada (A-PRF) e factores de crescimento concentrados (CGF). Foram colhidos 11,5 ml de sangue de sete indivíduos. Os níveis do fator de crescimento transformador-ei (TGF- pi), do fator de crescimento derivado das plaquetas-BB (PDGFBB) e do fator de crescimento endotelial vascular (VEGF) foram avaliados através de kits ELISA. Os níveis de factores de crescimento foram mais elevados no A-PRF, seguido do CGF. Foi encontrada uma menor concentração de factores de crescimento no PRP e no PRGF em comparação com o A-PRF e o CGF. O estudo confirmou que foram encontradas quantidades significativas de factores de crescimento nas preparações de A-PRF e CGF que podem ser utilizadas em procedimentos regenerativos periodontais.

Patel G et al (2017)[22] realizaram o estudo para avaliar a eficácia do PRF no tratamento de defeitos intra-ósseos. 13 pacientes com 26 defeitos bilaterais foram alocados aleatoriamente como PRF + desbridamento de retalho aberto ou desbridamento de retalho aberto em locais isolados. parâmetros clínicos e radiográficos foram registrados na linha de base, 6 meses, 9 meses e 12 meses após a operação. A cicatrização da ferida foi registada com o índice de cicatrização da ferida no primeiro e segundo intervalos de uma semana. O grupo PRF apresentou uma melhoria significativa em todos os parâmetros clínicos e radiográficos em comparação com o grupo de controlo aos 6, 9 e 12 meses. O índice de cicatrização de feridas (WHI) apresentou vantagens notáveis para o grupo PRF na primeira semana. Os autores sugeriram que, para o tratamento de defeitos intra-ósseos, o PRF pode ser utilizado juntamente com o desbridamento convencional com retalho aberto.

Bernardi S et al. (2017)[23] estudaram os aspectos histológicos de uma membrana de factores de crescimento concentrados (CGF). Amostras de sangue foram coletadas e a análise histológica foi feita. A avaliação histológica revelou a presença de plaquetas, leucócitos e, consequentemente, factores de crescimento na rede de fibrina. O estudo concluiu que a CGF pode ser utilizada em procedimentos de regeneração periodontal.

NB Attar et al. (2017)[24] no seu relato de caso avaliaram os efeitos do PRF em defeitos intraósseos em pacientes com periodontite agressiva. O exame clínico e radiográfico foi realizado no início e 6 meses após a cirurgia. Foi observada uma redução da profundidade de sondagem, um ganho na fixação clínica e um aumento da densidade radioactiva na radiografia pós-operatória. O relato de caso concluiu que é possível obter uma regeneração bem sucedida no tratamento de defeitos intra-ósseos em pacientes com periodontite agressiva.

Pirpir et al. (2017)[25] O objetivo do estudo foi avaliar o efeito do CGF na estabilidade e osseointegração dos implantes. Foram colocados 40 implantes em 12 pacientes. 20 implantes foram incluídos no grupo de teste com CGF e 20 implantes no grupo de controlo sem CGF. Foram efectuadas medições da frequência de ressonância no intra-operatório, na 1ª semana e na 4ª semana após a cirurgia. Os valores ISQ foram mais elevados no grupo de teste em comparação com o grupo de controlo na 1.st e na 4.ª semana após a cirurgia. As diferenças entre os grupos foram estatisticamente significativas. O estudo sugeriu que o fator de crescimento concentrado melhora a estabilização do implante e também melhora a osteointegração.

Debnath K et al. (2018)[26] avaliaram, clínica e radiograficamente, o efeito da matriz de fibrina rica em plaquetas em defeitos ósseos horizontais. 94 locais de nove indivíduos com periodontite moderada a profunda foram distribuídos aleatoriamente pelo Grupo A - desbridamento com retalho aberto (OFD), Grupo B - desbridamento com retalho aberto e penetração intra medular (OFD + IMP) e Grupo C - desbridamento com retalho aberto + penetração intra medular + matriz de fibrina rica em plaquetas (OFD + IMP + PRFM). Parâmetros clínicos como o índice de placa, o índice gengival, a profundidade da bolsa de sondagem e o nível de inserção clínica foram avaliados no início, 6 meses e 9 meses após a cirurgia. O preenchimento do defeito foi medido por radiovisiografia, que foi registada no início e 9 meses após a cirurgia. Não houve diferença significativa entre PI e GI em todos os grupos no intervalo de 9 meses. A PPD e a CAL mostraram uma melhoria significativa no Grupo C em comparação com os Grupos A e B. Foi encontrada uma percentagem significativa de preenchimento do defeito no Grupo C em comparação com os Grupos A e B. O estudo concluiu que o tratamento de defeitos periodontais do tipo horizontal com matriz de fibrina rica em plaquetas mostrou resultados promissores num período de acompanhamento de 9 meses.

Hussain et al. (2019)[27] o estudo avaliou a eficácia dos factores de crescimento concentrados (CGF) na regeneração óssea após o tratamento cirúrgico de lesões periapicais
lesões. Vinte pacientes com defeitos periapicais foram incluídos no estudo. Os defeitos periapicais foram preenchidos com FGC após curetagem periapical. A avaliação radiográfica foi efectuada no início do estudo, 1 mês, 3 meses e 6 meses após a cirurgia. Parâmetros clínicos como a dor pós-operatória e o inchaço foram registados 1 semana, 1 mês, 3 meses e 6 meses após a cirurgia. Foi observado radiograficamente um aumento da densidade óssea e uma regeneração óssea significativa durante os períodos de recordação. O CGF pode ser utilizado como uma alternativa eficaz e económica aos substitutos ósseos convencionais para promover a cicatrização após o desbridamento cirúrgico de defeitos periapicais.

Revisão dos estudos sobre a terapia combinada (concentrados de plaquetas + enxerto ósseo)

Kaushick et al. (2011)[28] avaliaram a eficácia clínica de dois procedimentos regenerativos - plasma rico em plaquetas (PRP) com enxerto ósseo (HA + ʙ TCP) e enxerto ósseo (HA + ʙ TCP) com solução salina normal no tratamento de defeitos intra-ósseos periodontais. Dez pacientes com periodontite crónica foram incluídos no estudo. Os locais foram distribuídos aleatoriamente pelo grupo de teste - PRP + enxerto ósseo (HA + ʙ TCP) e pelo grupo de controlo - solução salina + enxerto ósseo (HA + ʙ TCP). Os parâmetros clínicos e dos tecidos duros foram registados no início e aos 6 meses, incluindo o índice de placa, a profundidade da bolsa de sondagem, os níveis relativos de fixação e os níveis relativos da margem gengival. A avaliação do tecido duro foi efectuada através de radiografia digital. Os locais do grupo de teste apresentaram uma redução significativamente maior na profundidade da bolsa em comparação com os locais do grupo de controlo. Os locais do grupo de teste apresentaram uma quantidade significativamente maior de radiopacidade nas regiões de interesse, indicativa de uma melhor remodelação do enxerto, em comparação com os locais do grupo de controlo. O estudo concluiu que o tratamento combinado com plasma rico em plaquetas e enxerto ósseo apresentou uma redução significativamente maior da profundidade da bolsa à sondagem, um maior ganho de
níveis de fixação e maior quantidade de radio-densidade observada nos defeitos intra-ósseos.

S. Yilmaz et al. (2012)[29] O objetivo do estudo foi avaliar e comparar os resultados radiográficos e histológicos dos procedimentos de aumento do seio maxilar após o tratamento com PRP/xenoenxerto derivado de bovino (BDX) vs. BDX/membrana de colagénio. Um total de 10 pacientes, com menos de 5 mm de osso alveolar residual na direção vertical, foram tratados aleatoriamente com PRP/BDX ou BDX/membrana de colagénio. A avaliação radiográfica foi efectuada 2 dias após a cirurgia e 8 meses após a mesma. Foi efectuada uma cirurgia de reentrada e foram retiradas biopsias ósseas dos locais enxertados durante a colocação do implante. As amostras de osso foram enviadas para análise histológica. O exame histológico revelou que a maioria das trabéculas continha uma camada disposta de osso lamelar no grupo PRP/BDX, ao passo que no grupo BDX/membrana de colagénio foi observado principalmente osso tecido com uma disposição aleatória de fibras de colagénio. Pode concluir-se que foi observada uma formação óssea mais proeminente e madura nos locais tratados com PRP/BDX.

Shetty et al. (2013)[30] investigaram, clínica e radiograficamente, a regeneração periodontal/preenchimento ósseo alveolar com a utilização de aloplastos sintéticos (Biograft-HT) isoladamente e com uma combinação de plasma rico em plaquetas (PRP) no tratamento de defeitos intra-ósseos periodontais. Um total de 15 pacientes com 30 defeitos intra-ósseos foram selecionados para o estudo. Os defeitos foram distribuídos aleatoriamente entre o local de teste (PRP com Biograft-HT) e o local de controlo (Biograft-HT isolado). Os parâmetros clínicos foram registados aos 0, 3, 6 e 9 meses. A avaliação radiográfica, incluindo a profundidade do defeito radiográfico e a percentagem de preenchimento ósseo, foi registada na linha de base e aos 9 meses de pós-operatório. A avaliação radiográfica revelou um preenchimento do defeito estatisticamente significativo ao fim de 9 meses, tanto no grupo de teste como no grupo de controlo. No entanto, as diferenças entre os dois grupos não foram estatisticamente significativas, tanto a nível clínico como radiográfico. O local de teste mostrou uma percentagem ligeiramente superior de preenchimento do defeito em comparação com o local de controlo, mas a diferença não foi significativa. O estudo concluiu que ambas as modalidades de tratamento melhoraram os parâmetros clínicos e radiográficos e são seguras para utilização no tratamento de defeitos intra-ósseos.

Yilmaz D et al. (2014)[31] no seu estudo, avaliaram histologicamente os resultados da fibrina rica em plaquetas (PRF) e do fosfato beta-tricálcico (в-TCP), isoladamente ou em combinação, na regeneração óssea em defeitos da tíbia de suínos. No total, foram efectuados 24 defeitos de 5 mm de diâmetro e 5 mm de profundidade em tíbias de três porcos machos adultos. Estes defeitos foram divididos em quatro grupos: o grupo de controlo, no qual o defeito não foi preenchido; o segundo grupo é constituído por defeitos enxertados com PRF; no terceiro grupo, os defeitos foram preenchidos com в-TCP e, no quarto grupo, foram adicionados aos defeitos PRF misturados com в-TCP. Foram obtidas amostras e efectuado um exame histológico. O exame histológico revelou que se observou um tipo de osso imaturo no grupo de controlo e uma maior formação de osso novo nos defeitos preenchidos com PRF misturado com в-TCP do que nos defeitos enxertados com в-TCP ou apenas com PRF. O estudo sugere que a combinação de PRF e в-TCP acelera a cicatrização óssea e induz a regeneração óssea.

Sohn et al. (2015)[12] em três relatos de casos de aumento ósseo, investigaram a eficácia da membrana CGF e do osso aderente em torno de implantes. No primeiro caso, os autores compararam a membrana CGF com a membrana de colagénio em torno de locais de implantes enxertados com osso na maxila anterior. O procedimento cirúrgico envolveu a elevação de três retalhos de espessura total e a colocação de implantes. O aloenxerto mineral foi colocado no local com deficiência óssea à volta dos implantes e a membrana CGF foi coberta no lado esquerdo e a membrana de colagénio no lado direito. Foram colocadas suturas sem tensão.

Os locais operados foram reintroduzidos cirurgicamente após um período de cicatrização de 6 meses, foram obtidas amostras ósseas e foi efectuado um exame histológico. Foi encontrada uma nova formação óssea favorável no pós-operatório com ambos os espécimes, juntamente com o aloenxerto mineral, sem sinais de inflamação. No segundo caso relatado, foi efectuado um aumento do rebordo utilizando Sticky bone com ou sem malha de titânio. O procedimento cirúrgico envolveu a elevação de um retalho mucoperiosteal de espessura total e as cristas direita e esquerda foram expostas. Foram colocados implantes e o Sticky bone sem malha de titânio foi enxertado sobre os implantes direitos, enquanto o sticky bone com malha de titânio foi enxertado sobre os implantes esquerdos. Após 4 meses de cicatrização, os implantes foram expostos. Devido à boa estabilidade do osso aderente, foi detectada uma maior quantidade de aumento do rebordo nos locais sem malha de titânio durante o período de cicatrização. No terceiro caso, foi efectuado um aumento do rebordo horizontal minimamente invasivo utilizando a técnica do osso aderente e do túnel na região anterior do maxilar. Foram colocados três implantes e o Sticky bone foi estabilizado nos defeitos de fenestração labial. A TCFC foi efectuada após 1 ano de carga, o que revelou uma quantidade favorável de osso no local aumentado. Assim, os três relatos de caso concluíram que o FGC e o Sticky bone são materiais eficazes para defeitos ósseos alveolares e promovem a regeneração óssea.

Qiao et al. (2016)[32] avaliaram o efeito de factores de crescimento concentrados (CGFs) em combinação com aloenxerto ósseo em defeitos intra-ósseos periodontais. Dezassete pacientes com trinta e um defeitos intra-ósseos foram incluídos no estudo. Estes defeitos foram tratados aleatoriamente com FCGs + mineral ósseo poroso bovino (BPBM) ou apenas com BPBM. Foram registados parâmetros clínicos como a profundidade de sondagem e o nível de inserção clínica. O preenchimento de tecido duro foi medido radiograficamente. Ambos os parâmetros clínicos e radiográficos foram avaliados no início e um ano após a cirurgia. Os autores avaliaram histologicamente os níveis de factores de crescimento na camada de FGC e no plasma pobre em plaquetas (PPP) utilizando ELISA. A diminuição da profundidade de sondagem, o aumento do nível de fixação clínica e o aumento do enchimento de tecido duro foram observados mais com CGFs + BPBM do que com BPBM isolado. Os níveis de factores de crescimento foram significativamente mais elevados na camada de FGC do que na camada de PPP. A utilização de FGC + BPBM no tratamento de defeitos intra-ósseos mostrou melhores resultados no que respeita aos parâmetros clínicos e radiográficos, em comparação com o BPBM isolado.

Garg et al. (2017)[33] avaliaram a eficácia clínica do plasma pobre em plaquetas autólogo (PRP) combinado com um material de enxerto ósseo aloplástico (hidroxiapatite e fosfato tricálcico [HA/e-TCP], para o tratamento de defeitos intra-ósseos. Foi incluído um total de vinte e quatro pacientes com periodontite crónica com defeitos intra-ósseos. Os pacientes foram igualmente divididos em dois grupos, ou seja, grupo de controlo (n=12) e grupo de teste (n=12). No grupo de controlo, os pacientes foram tratados com HA/B-TCP com soro fisiológico e no grupo de teste, os pacientes foram tratados com PRP + HA/p-TCP. Os parâmetros clínicos e radiográficos registados foram na linha de base e 6 meses após a operação. Foram observados parâmetros clínicos e radiográficos melhorados no grupo de teste em comparação com o grupo de controlo.

Bhatia et al. (2018)[34] estudo teve como objetivo avaliar o uso de enxerto ósseo de hidroxiapatita porosa com e sem plasma rico em plaquetas (PRP) para o tratamento de defeitos intra-ósseos. Dez pacientes com 20 defeitos ósseos verticais foram incluídos no estudo. Os locais foram tratados com PRP + HA (locais de teste) ou apenas com HA (locais de controlo). As medidas clínicas envolvendo o índice de placa, o índice gengival, a profundidade da bolsa de sondagem (PPD), o nível de inserção clínica (CAL) e a recessão gengival foram registadas. O preenchimento do defeito e a largura do defeito foram medidos em radiografias. Todos os parâmetros foram registados na linha de base, 3 meses e 6 meses após a cirurgia. Foi encontrada uma redução significativa na profundidade de sondagem e no ganho de CAL em ambos os grupos, mas ligeiramente mais nos locais de teste.

Verificou-se que o preenchimento do defeito foi maior no grupo de teste em comparação com o grupo de controlo. O PRP, em adição a um enxerto ósseo no tratamento de defeitos intra-ósseos, mostrou melhores parâmetros clínicos e radiográficos em comparação com a utilização de enxerto ósseo isolado.

Atia et al. (2018)[35] para avaliar a eficácia da utilização da Matriz de Enxerto Ósseo Enriquecida com Factores de Crescimento Concentrado Autólogo (CGF) (Sticky Bone) e da Membrana de Fibrina Enriquecida com CGF na gestão do defeito de deiscência em torno do implante dentário no rebordo anterior maxilar estreito. Foram colocados onze implantes em seis pacientes. Após a colocação do implante, o defeito de deiscência labial vertical resultante foi aumentado utilizando Sticky Bone e a membrana CGF. Foi efectuado um exame clínico e radiográfico inicial. Foram efectuadas três CBCTs, no pré-operatório, no pós-operatório imediato e seis meses após a cirurgia. A estabilidade do implante foi registada seis meses após a cirurgia. No local do implante, o defeito de deiscência vertical foi adequadamente recuperado 6 meses após a cirurgia. Não foi observada mobilidade em nenhum dos implantes colocados. O estudo concluiu que o osso aderente e a membrana CGF podem melhorar a qualidade do osso recém-formado e aumentar a taxa de formação de novo osso.

Soni et al. (2019)[36] em seu relato de caso avaliaram a técnica de regeneração óssea guiada usando Sticky bone na região anterior superior da mandíbula. Foi realizado um exame clínico e radiográfico. O procedimento cirúrgico envolveu a administração de anestesia local e a extração do canino impactado, seguida pela adição de osso pegajoso e membrana de fatores de crescimento concentrados (CGF) no local do defeito. Após 3 meses, a formação óssea era evidente na TCFC. Foi efectuada uma reentrada cirúrgica e, após a divisão do rebordo, foi colocado um implante. O estudo concluiu que a colocação de implantes é possível em cristas atróficas finas com a ajuda de osso aderente e PRF na técnica de divisão do rebordo.

Xu Y et al. (2019)[37] O objetivo do estudo foi avaliar a eficácia clínica dos factores de crescimento concentrados (CGF) com e sem enxerto ósseo em defeitos infra-ósseos de uma parede. 120 defeitos intra-ósseos de uma parede de 54 pacientes foram distribuídos aleatoriamente em 4 grupos: cirurgia de retalho isolada (Grupo 1), cirurgia de retalho com CGF autólogo (Grupo 2), cirurgia de retalho com Bio-Oss (Grupo 3) e cirurgia de retalho com CGF + Bio-Oss (Grupo 4). Parâmetros clínicos como a profundidade de sondagem (PD) e a alteração do nível de inserção clínica (CAL) foram registados no início e aos 6 e 12 meses de pós-operatório. Aos 12 meses de pós-operatório, foi registada uma melhoria significativamente maior nos parâmetros clínicos nos Grupos 3 e 4, em comparação com os outros grupos.

Revisão dos estudos sobre os métodos de análise da regeneração.

Misch K et al. (2006)[38] O objetivo do estudo era comparar as medições de defeitos periodontais por TCFC com os métodos tradicionais. Os defeitos ósseos foram formados artificialmente em mandíbulas de crânios secos. Foram efectuados exames de TCFC e radiografia periapical (PA). As medições diretas utilizando uma sonda periodontal foram comparadas com um paquímetro eletrónico que foi utilizado como referência padrão e foram registadas. Registou-se uma diferença significativa quando se compararam as medições interproximais isoladas utilizando uma sonda e as radiografias, mas não se registou qualquer diferença significativa para a CBCT. Todos os defeitos ósseos eram identificáveis e mensuráveis diretamente ou com CBCT. Nas radiografias, não é possível efetuar medições de defeitos vestibulares e linguais. O estudo concluiu que a competência tridimensional da TCFC oferece um benefício notável porque todos os defeitos podem ser detectados e medidos em comparação com as radiografias.

Vandenberghe B et al. (2007)[39] o estudo comparou imagens digitais intra-orais bidimensionais com TC de feixe cónico (CBCT) tridimensional na determinação de níveis e defeitos ósseos periodontais. Trinta defeitos ósseos periodontais de 2 crânios humanos adultos foram avaliados utilizando radiografia digital intra-oral e CBCT. Os níveis e defeitos ósseos periodontais em ambas as modalidades de imagem foram avaliados e comparados com o padrão de ouro. Os desvios lineares de medição dos níveis ósseos periodontais em relação ao padrão de ouro variaram entre 0,19 e 1,66 mm para a radiografia intra-oral e 0,13 e 1,67 mm para a CBCT. Observou-se um contraste significativamente melhor, qualidade óssea e demarcação da lâmina dura com a radiografia intra-oral. Os defeitos de cratera e os envolvimentos de furca foram claramente representados na TCFC.

B Vandenberghe et al. (2008)[40] objetivo do estudo foi avaliar os valores de diagnóstico da radiografia intra-oral digital e da TC de feixe cónico (CBCT) na determinação da perda óssea periodontal, crateras infra-ósseas e envolvimentos de furca. Foram medidos 71 defeitos ósseos. Foram obtidas imagens digitais intra-orais e de TCFC. Nas imagens digitais intra-orais, a deteção de crateras e envolvimentos de furca falhou em 29% e 44%, respetivamente, enquanto que 100% de detetabilidade foi observada para ambos os defeitos com a CBCT. Foi observada uma avaliação mais precisa do envolvimento de crateras e furca com a TCFC em comparação com as imagens digitais intra-orais.

Grimard et al. (2009)[41] o estudo comparou as medições de radiografias intra-orais digitais e imagens de tomografia volumétrica de feixe cónico (CBVT) com medições cirúrgicas diretas para a avaliação dos resultados do tratamento regenerativo. Foram incluídos 29 pacientes no estudo. Foram tiradas radiografias intra-orais digitais e imagens CBVT no início do estudo e aos 6 meses da cirurgia de reentrada. Durante a cirurgia foram feitas medições diretas dos defeitos ósseos com uma sonda periodontal. Estas mesmas medições foram efectuadas nas radiografias intra-orais digitais e nas imagens CBVT e depois comparadas com os valores cirúrgicos diretos. A CBVT foi significativamente mais precisa e exacta do que as radiografias intra-orais digitais.

Leung et al (2010)[42] O estudo avaliou a precisão e a consistência da tomografia computorizada de feixe cónico (CBCT) no diagnóstico de fenestrações e deiscências ósseas de ocorrência natural. Treze crânios humanos secos com 334 dentes foram digitalizados com tecnologia CBCT. O número de fenestrações detectadas por CBCT foi mais de 3 vezes superior ao do exame direto. O número de deiscências foi menor para a CBCT do que para o exame direto.

K de Faria Vasconcelos et al (2012)[43] compararam as radiografias periapicais com a TCFC na deteção e localização da perda óssea alveolar, comparando as medidas lineares da altura, profundidade e largura dos defeitos, bem como identificando defeitos ósseos combinados. Em termos de identificação do padrão de perda óssea, não foram observadas diferenças estatisticamente significativas entre os métodos de imagem. Houve diferenças entre os dois métodos quando a distância entre a junção cemento-esmalte e a crista alveolar (CEJ-AC) foi medida. Os dois métodos diferem na deteção da altura da crista óssea alveolar, mas apresentam visões semelhantes da profundidade e largura dos defeitos ósseos. A análise das superfícies vestibular e lingual/palatina e a melhor visualização da morfologia do defeito foram mais precisas com a TCFC.

Fleiner J et al. (2013)[44] O objetivo do estudo foi avaliar a eficácia da medição radiográfica do nível ósseo periodontal circunferencial utilizando a TC de feixe cónico (CBCT). A exatidão e a precisão foram avaliadas utilizando medições diretas com sonda num crânio humano como referência. A medição periodontal foi efectuada incluindo medições do nível ósseo periodontal circunferencial, cratera infra-óssea e deteção de furca. Foi observada uma deteção de 100% do envolvimento da furca com radiografias e avaliação clínica. A TCFC mostrou uma avaliação precisa na determinação do nível ósseo

crateras e envolvimentos de furca.

Vajra Madhuri Songa et al. (2014)[45] O objetivo do relato de caso foi avaliar a utilização da TCFC para detetar a perda óssea alveolar num paciente do sexo masculino de 21 anos de idade com periodontite. Foi realizada uma radiografia intraoral (IOPA) e um exame de TCFC para avaliar o defeito ósseo no primeiro molar inferior esquerdo. Ambas as imagens foram comparadas. Na IOPA, a observação de detalhes na dimensão buco-lingual é insuficiente. As informações sobre tamanho, morfologia e grau de envolvimento da furca e quantidade de perda óssea foram inadequadas. A extensão do envolvimento da furca e o grau de envolvimento da furca na direção buco-lingual são bem estimados nos exames de TCFC em comparação com a radiografia intra-oral convencional. A TCFC proporciona uma boa precisão na avaliação de defeitos ósseos periodontais.

LI et al. (2015)[46] avaliaram a associação entre as medições da tomografia computorizada de feixe cónico (CBCT) e as medições diretas durante a cirurgia para corrigir defeitos intra-ósseos. Quarenta e quatro pacientes com 44 defeitos intra-ósseos foram indicados para cirurgia periodontal e foram incluídos no estudo. Antes da cirurgia foi efectuada uma radiografia periapical digital e uma TCFC. Todas as medidas foram registadas. As medições das radiografias e da CBCT foram comparadas com as medições lineares intra-cirúrgicas. No entanto, para as medições verticais do defeito intraósseo (da JCE à BD e da profundidade do defeito), quando comparadas com as medições durante a cirurgia, a TCFC não mostrou vantagens em relação às radiografias periapicais.

Banodkar et al. (2015)[47] avaliaram a precisão das medições da Tomografia Computorizada de Feixe Cónico (CBCT) de defeitos ósseos alveolares, comparando-a com

medidas cirúrgicas reais. Quinze pacientes com cem defeitos ósseos periodontais e programados para cirurgia de retalho foram incluídos no estudo. A TCFC do quadrante a ser operado foi realizada antes da cirurgia. Após a reflexão do retalho, foram efectuadas medições clínicas do defeito periodontal utilizando um alargador e um compasso de vernier digital. Foi encontrada uma correlação elevada de 0,988 entre as medições cirúrgicas e as medições de CBCT. Foi observada uma precisão de 100% com a CBCT na determinação do tipo de defeitos. A TCFC é altamente precisa na medição dos defeitos periodontais e prova ser uma ferramenta excelente no diagnóstico periodontal e na avaliação do tratamento.

Bagis et al. (2015)[48] compararam a correção de diagnóstico da unidade de tomografia computorizada de feixe cónico (CBCT) com a técnica de radiografia intra-oral digital para distinguir defeitos periodontais. 12 crânios secos com maxila e mandíbula foram incluídos no estudo. Defeitos de deiscência, túnel e fenestração foram criados artificialmente. Foram obtidas radiografias intra-orais e exames de CBCT de cada local. Foram encontradas sensibilidades significativamente mais elevadas com as TCFC do que com as radiografias intra-orais. Na deteção do tipo de defeito, a TCFC apresentou resultados significativamente melhores do que o método convencional.

Bayat et al. (2016)[49] determinaram a precisão da CBCT e da radiografia intraoral digital para a deteção de defeitos periodontais na mandíbula de ovelhas. 80 defeitos foram avaliados para este estudo. Foram obtidas radiografias digitais intra-orais e exames de CBCT de cada defeito. As medidas foram registadas. Para a deteção de envolvimentos de furca de Grau I, defeitos de três paredes, fenestrações e deiscências, as tomografias CBCT foram significativamente superiores às radiografias digitais. Não foi registada qualquer diferença significativa entre a TCFC e a radiografia digital para defeitos infra-ósseos. A TCFC foi superior à radiografia intra-oral digital para a deteção de envolvimentos de furca de Grau I, defeitos de três paredes, deiscências e fenestrações

Chhabra A et al. (2016)[50] investigaram a precisão de diagnóstico da CBCT em defeitos ósseos periodontais intra-ósseos, comparando com a radiografia periapical intra-oral (IOPA) e a medição intra-cirúrgica direta. Foram selecionados 5 pacientes com defeitos intra-ósseos e foram avaliados 10 defeitos. Foi efectuado um total de 60 medições. As medições clínicas foram registadas, incluindo a profundidade de sondagem da bolsa (PD) e a perda de inserção clínica (CAL). Após as medições clínicas, foi obtida uma radiografia peri-apical intra-oral e um exame CBCT de cada paciente. A altura e a profundidade de cada defeito foram medidas na radiografia peri-apical e no exame CBCT. As medições diretas foram efectuadas durante as intervenções cirúrgicas utilizando uma sonda periodontal e foram consideradas a referência padrão. Todas as medições foram comparadas entre si. As medições de IOPA foram apenas 74,3% exactas em comparação com o padrão intra-cirúrgico, enquanto as medições de CBCT foram 86,5%. Verificou-se que as medições da CBCT eram mais exactas do que as da IOPA.

Suphanantachat et al. (2017)[51] O objetivo do estudo foi comparar a CBCT e a radiografia intra-oral convencional (IOR) na avaliação das condições periodontais e defeitos infra-ósseos. O estudo incluiu 25 pacientes com periodontite e defeitos intra-ósseos. Foi efectuado um exame clínico periodontal a cada paciente. A IOR e a CBCT foram obtidas. 79,3%, 69,5%, 44,7% e 64,2%, foi a concordância global entre o IOR e a CBCT para o diagnóstico periodontal, prognóstico, tipo de defeito infra-ósseo e tratamento do defeito infra-ósseo, respetivamente. O IOR subestimou o diagnóstico, o prognóstico e o número de paredes de defeitos infra-ósseos em 16,4%, 24% e 37,4%, respetivamente. O IOR e a CBCT tiveram uma fraca concordância para a regeneração periodontal (43,3%). O estudo concluiu que a CBCT foi superior à IOR na avaliação da morfologia e tratamento do defeito infra-ósseo.

Peterson et al. (2018)[52] estudo avaliou a precisão da tomografia computorizada de feixe cónico (CBCT) na determinação da altura do osso facial e na deteção de defeitos de deiscência e fenestração à volta dos dentes. 25 Pacientes com cirurgias de retalho periodontal ou implante dentário agendadas foram incluídos no estudo. Foram obtidos exames de TCFC de cada paciente. As medidas da altura do osso facial, desde a ponta da cúspide até à crista da altura do osso ao longo do eixo do dente, e a presença ou ausência de defeitos de deiscência ou fenestração foram registadas a partir de imagens de CBCT. Na altura da cirurgia, foram avaliadas as medidas clínicas relacionadas. Comparando a média das medidas clínicas e da TCFC, foram observadas diferenças estatisticamente significativas para os tamanhos de voxel de 0,09 mm e 0,18 mm, para dentes anteriores e posteriores, para dentes maxilares e mandibulares, para dentes com ou sem restaurações e para dentes sem tratamento de canal. Defeitos ósseos alveolares, ou seja, deiscências e fenestrações, foram observados clinicamente em 5,3% dos locais e esses defeitos foram detectados com precisão pela TCFC.

Ruetters M et al (2019)[53] O estudo avaliou a precisão da tomografia computorizada de feixe cónico (CBCT) e das radiografias periapicais digitais (PA) na imagiologia de defeitos periodontais em comparação com a condição clínica. O objetivo do estudo foi também comparar as radiografias PA e as TCFC. Um total de 117 defeitos periodontais de 10 cadáveres humanos foram avaliados radiograficamente por CBCT e PA. Após a avaliação radiográfica, a perda óssea vertical foi registada com uma sonda periodontal. A percentagem de diferenças superiores a 1 mm foi de 43,5% em PAs e 24,9% em CBCTs. A percentagem de diferenças superiores a 0,5 mm foi de 62,0% nas APs e 57,8% nas TCFCs. O estudo concluiu que a precisão da TCFC parece ser mais exacta na avaliação da perda óssea periodontal vertical do que as radiografias em AP.

4 Materiais e métodos

Este ensaio clínico controlado e aleatório foi planeado para comparar os efeitos dos factores de crescimento concentrados (CGF) e da matriz de enxerto ósseo enriquecida com cola de fibrina autóloga (Sticky Bone) no tratamento de defeitos intra-ósseos.

O estudo foi efectuado no Departamento de Periodontologia da nossa instituição. A amostra do estudo incluiu 40 defeitos intra-ósseos de 20 pacientes (9 do sexo masculino e 11 do sexo feminino) com periodontite crónica generalizada. Os pacientes tinham idades compreendidas entre os 20 e os 50 anos. O tamanho da amostra é calculado com base nos seguintes parâmetros, utilizando o software Epi Info.

$$N = \frac{2 (Z_\alpha + Z_\beta)^2 \, S^2}{d^2}$$

$Z_\alpha - 1.96$ for α=0.05

$Z_\beta - 0.84$ for β=0.2 i.e. 80% power

$$S^2 = \frac{S_1^2 + S_2^2}{2}$$

potência

s_1^2 = Desvio-padrão da diferença média (base - 1 ano) no nível de fixação clínica no grupo dos factores de crescimento concentrados = 1,3

s_2^2 = Desvio-padrão da diferença média (base - 1 ano) no nível de fixação clínica no grupo do mineral ósseo poroso bovino =1,1

m1 = diferença média (linha de base - 1 ano) no nível de fixação clínica no grupo dos factores de crescimento concentrados = 3,7

m2 = diferença média (base - 1 ano) no nível de fixação clínica no grupo do mineral ósseo poroso bovino = 2,4

d= m1 - m2

Tamanho da amostra de 14 defeitos ósseos intra-ósseos por grupo

A dimensão da amostra de 20 defeitos ósseos intra-ósseos por grupo será considerada para compensar a perda de seguimento. Assim, a dimensão total da amostra do estudo seria de 40 defeitos ósseos intra-ósseos, incluindo ambos os grupos.

O estudo foi iniciado após a autorização do Comité de Ética Institucional do nosso instituto. Foi concebido um formulário especial de modo a obter um registo sistemático e metodológico da observação e da informação. Este incluía uma história detalhada do caso, exame clínico, avaliação radiográfica, índices periodontais e consentimento escrito do paciente.

Critérios de inclusão

1. Pacientes com periodontite crónica moderada a grave, avaliada pela profundidade de bolsa à sondagem (PPD) $\geq$ 5mm e nível de inserção clínica (CAL) $\geq$ 5mm.
2. Pacientes com um mínimo de dois defeitos ósseos, que podem ser defeitos com uma, duas ou três paredes. Deve existir evidência radiográfica de defeitos intra-ósseos, conforme revelado inicialmente por radiovisiografia (RVG) e posteriormente confirmado e padronizado por CBCT.

Critérios de exclusão

1. Doentes com antecedentes de doenças sistémicas, alergias ou utilização de medicamentos.
2. Pacientes que tenham sido submetidos a tratamento periodontal nos últimos 6 meses.
3. Gravidez/lactação

Terapia de higiene pré-cirúrgica

Cada paciente foi submetido a uma terapia de higiene pré-cirúrgica que consistiu numa sessão de instruções de higiene oral, destartarização e alisamento radicular e ajuste oclusal, conforme necessário. Seis semanas após a terapia inicial, os pacientes foram reavaliados para avaliar o controlo da placa bacteriana e a higiene oral geral. Em todos os doentes, no dia do procedimento cirúrgico, o registo de dados clínicos, tais como a higiene oral e a saúde gengival, incluindo o índice de placa (IP) e o índice gengival (IG), e os parâmetros clínicos envolvendo PPD e CAL foi efectuado pelo examinador antes da cirurgia.

Loteamento

Os locais selecionados foram atribuídos aleatoriamente, através de uma tabela de números aleatórios gerada por computador, ao grupo de controlo (CGF) e ao grupo de teste (Sticky Bone). O procedimento cirúrgico foi realizado por um operador e os parâmetros foram registados pelo examinador, que não tinha conhecimento do procedimento. Cada paciente foi explicado sobre o procedimento de tratamento a ser efectuado e o seu resultado, tendo sido obtido um consentimento informado por escrito antes do início do estudo. Para a avaliação periódica da higiene oral e da saúde gengival, foram registados pelo examinador os parâmetros PI e GI e os parâmetros clínicos no início do estudo e aos 3 meses e 6 meses.

Índice de placa (Silness e Loe, 1964)[54]

A placa foi avaliada nas superfícies vestibular, lingual e palatina, mesial e distal destes dentes selecionados. Os dentes selecionados como dentes índice foram

16 - Primeiro molar superior direito
17 - Incisivo lateral direito do maxilar
24 - Primeiro pré-molar superior esquerdo
36 - Primeiro molar superior esquerdo
32 - Incisivo lateral esquerdo mandibular
44 - Primeiro pré-molar superior direito

Pontuação	Critérios
0	Sem placa.
1	Película de placa bacteriana que adere à margem gengival livre e à área adjacente do dente e que não pode ser vista a olho nu, sendo apenas detectada com recurso a uma sonda ou a um agente revelador.
2	Acumulação moderada de depósitos na bolsa gengival ou na margem gengival e/ou na superfície dentária adjacente que pode ser vista a olho nu.
3	Abundância de matéria mole na bolsa gengival e/ou no dente e na margem gengival.

Cálculos

As pontuações de placa para o dente foram obtidas dividindo a soma das pontuações por dente por dois. A pontuação da placa por pessoa foi obtida pela soma de todas as pontuações da placa e dividida pelo número de dentes examinados.

Índice de placa (PI) = <u>Pontuação total da placa</u>

Número de superfícies examinadas

Pontuação da placa	Estado
0	Excelente
0.1-0.9	Bom
1.0-1.9	Justo
2.0-3.0	Pobres

ÍNDICE GENGIVAL (LOE E SILNESS, 1963)

A gravidade da gengivite foi avaliada nas superfícies mesial, distal, vestibular/labial e palatina/lingual. Os dentes selecionados como dentes índice foram

16 - Primeiro molar superior direito
12 - Incisivo lateral direito do maxilar

24 - Primeiro pré-molar superior esquerdo
36 - Primeiro molar superior esquerdo
32 - Incisivo lateral esquerdo mandibular
44 - Primeiro pré-molar superior direito

Pontuação	Critérios
0	Ausência de inflamação gengival/gengiva normal.
1	Inflamação ligeira, ligeira alteração da cor, ligeiro edema, sem hemorragia à sondagem.
2	Inflamação moderada, vidrado moderado, vermelhidão, edema, hipertrofia, hemorragia à sondagem.
3	Inflamação grave, vermelhidão e hipertrofia acentuadas, ulceração, tendência para hemorragias espontâneas.

Cálculos

A soma das pontuações à volta de cada dente permite obter a pontuação do índice gengival para a área. Se as pontuações à volta de cada dente forem totalizadas e divididas por quatro, obtém-se a pontuação do índice gengival para o dente.

Índice gengival (IG) = pontuação total do IG por dente
N.º de superfícies

As pontuações numéricas do índice gengival podem ser associadas a diferentes graus de gengivite clínica da seguinte forma:

Escores gengivais	Estado
0.1-1.0	Gengivite ligeira
1.1-2.0	Gengivite moderada
2.1-3.0	Gengivite grave

O nível de inserção clínica (CAL) e a profundidade da bolsa de sondagem (PPD) foram registados no início, aos 3 e 6 meses. Foram utilizados stents acrílicos oclusais feitos à medida para padronizar a angulação e a posição da sonda. Os stents oclusais foram fabricados com resina acrílica curada a frio num modelo de molde obtido a partir de uma impressão de alginato. Os stents oclusais cobriram a superfície oclusal do dente a ser tratado e as superfícies oclusais de pelo menos um dente nas direcções mesial e distal. Os stents também se estendiam apicalmente nas superfícies vestibular e lingual, de modo a cobrir o terço coronal dos dentes. Foi feito um sulco (plano guia) no stent em relação a cada dente envolvido para guiar a sonda periodontal durante a realização das medições. Esta técnica proporcionou um ponto de referência fixo e angulações fixas para as medições em cada local.

Análise CBCT:

Foram efectuadas medições de TCFC para cada grupo, ou seja, para os grupos Teste e Controlo, no início e aos 6 meses após a cirurgia. A análise de CBCT incluiu a medição da profundidade do defeito ósseo (crista do osso alveolar até à base do defeito, AC- BD), largura mesiodistal (MD) e largura vestibulolingual (BL).

Armamento cirúrgico

Os instrumentos foram dispostos numa ordem definida num campo esterilizado colocado num carrinho cirúrgico. Todos os equipamentos foram autoclavados e mantidos ao alcance do cirurgião e dos assistentes.

O armamentário cirúrgico consistia em:

- Espelho bucal.
- Sonda UNC-15.
- Sonda reta.
- Explorador número 23 e número 17.

- Pinça.
- Luvas descartáveis.
- Máscaras faciais descartáveis.
- Seringa descartável - 5ml e 2ml.
- Anestesia local (xilocaína HCl a 2% com adrenalina 1:200000).
- Pegas Bard parker.
- Lâminas n.º 11, 12 e 15.
- Elevador periosteal (24G Hu-Friedy, EUA).
- Curetas de Gracey.
- Tesouras - rectas e curvas.
- Pinça para tecidos.
- Suporte da agulha.
- Material de sutura Mersilk.
- Cotonetes de algodão.
- Bandeja para rins com soro fisiológico e seringa de irrigação.
- Prato Dappen.
- Coe - pack.
- Solução salina normal.
- Álcool desnaturado.
- Gluconato de clorexidina a 0,2 %.

Material utilizado na regeneração periodontal

Material de enxerto ósseo

A hidroxiapatite (HA) e o fosfato beta-tricálcico podem ser combinados em vários rácios num único produto, conhecido como fosfato de cálcio bifásico (BCP). O objetivo desta combinação é tirar partido das taxas de reabsorção diferenciais dos dois materiais, alcançando um equilíbrio entre estabilidade e suporte a longo prazo (HA) e dissolução mais rápida e crescimento ósseo (TCP). O Sybograf Plus é um compósito sintético de hidroxiapatite nanocristalina e fosfato tricálcico B. O tamanho das partículas utilizado no nosso estudo é de 600-700 microns. É bioreabsorvível com uma elevada porosidade e é osteocondutora. É também não tóxico, não alergénico e não pirogénico.

Procedimento cirúrgico

Após os exames de base, os doentes entraram na fase cirúrgica da terapia regenerativa. A anestesia local para os respectivos locais foi obtida com Xilocaína HCl a 2% com adrenalina (1:200000). Após anestesia adequada, o procedimento cirúrgico foi iniciado.

Incisão

Foi feita uma incisão intrassulcular que se estendia pelo menos um dente mesial e distal ao local de tratamento para libertar retalhos mucoperiostais de espessura total. Tentou-se preservar a papila interdentária sempre que possível.

Reflexão da aba

O retalho mucoperiosteal de espessura total foi refletido para obter acesso para o desbridamento do defeito. Todo o tecido de granulação foi removido da parede óssea dos defeitos. As superfícies radiculares foram raspadas e aplainadas com instrumentos manuais.

Um defeito de cada par de defeitos verticais foi selecionado aleatoriamente para ser tratado com Sticky bone (local de teste) e o outro apenas com CGF (local de controlo).

Preparação do CGF

Foi utilizado um tubo padrão descartável de 10 ml sem anticoagulante e uma centrífuga correspondente (R-4C, REMI, Mumbai, Índia). As amostras de sangue intravenoso dos doentes foram colocadas em tubos de centrifugação sem anticoagulantes e aceleradas durante 30 s, centrifugadas a 2700 rpm durante 4 min, 2400 rpm durante 4 min, 2700 rpm durante 4 min e 3000 rpm durante 3 min, e desaceleradas durante 36 s até à paragem. Todos estes processos de aceleração e desaceleração foram ajustados em conformidade. Foram observadas três camadas no tubo: camada de glóbulos vermelhos na parte inferior, camada de plasma desprovido de plaquetas (sem células) na parte superior e gel de fibrina com fator de crescimento concentrado e agregação de plaquetas no meio. Em primeiro lugar, a fração superior desprovida de plaquetas foi removida com uma seringa esterilizada. A camada sob a forma de membrana contendo a membrana de crescimento concentrada foi mantida com a ajuda de uma pinça, separada da camada de glóbulos vermelhos por corte com uma tesoura.

Preparação do osso pegajoso

A membrana CGF e a cola de fibrina autóloga (AFG) foram utilizadas para fabricar o Sticky Bone e foram preparadas ao mesmo tempo. Antes da cirurgia, foram colhidos 10 ml de sangue venoso do doente da veia do antebraço do doente e o sangue foi dividido em um ou dois vacutainers não revestidos para obter cola de fibrina autóloga (AFG), que produz o Sticky Bone, e dois tubos de ensaio revestidos de vidro sem anticoagulantes para obter a camada de CGF. O sangue nos tubos de ensaio foi centrifugado a 2400-2700 rpm utilizando uma máquina de centrifugação (R-4C, REMI, Mumbai, Índia) durante 12 minutos. O tempo de centrifugação para o AFG varia de 2 a 12 minutos. Para obter factores de crescimento mais elevados, a centrífuga é parada após 2 minutos de centrifugação e o tubo AFG é retirado primeiro da centrífuga. O tubo não revestido apresentava duas camadas diferentes. A camada superior era a camada de cola de fibrina autóloga (AFG) e os glóbulos vermelhos foram recolhidos na camada inferior, que foi eliminada. A ranhura vazia foi preenchida com um tubo de ensaio cheio de água para equilibrar o peso e a centrifugação prosseguiu para preparar a FGC. Após a centrifugação, o tubo revestido a sílica apresentava três camadas diferentes. A camada mais superior era constituída por plasma pobre em plaquetas e a camada intermédia era constituída por uma camada de fibrina, representada por um bloco de fibrina polimerizada muito grande e denso que continha os factores de crescimento concentrados. A camada inferior era a camada de glóbulos vermelhos. O CGF foi recolhido num tubo de ensaio, colocado na peça de medição e comprimido para se converter em membrana de CGF. O AFG superior foi obtido com uma seringa e misturado com partículas de pó de osso e deixado durante 5-10 minutos para polimerização, de modo a produzir osso pegajoso de cor amarela clara. Para acelerar a polimerização do AFG, foi adicionado exsudado da camada CGF quando o AFG e o enxerto ósseo particulado foram misturados. O exsudado contém factores de crescimento e trombina autóloga na camada de hemácias, pelo que a autopolimerização foi concluída muito rapidamente.

Colocação de CGF e Sticky Bone

No grupo de teste, o osso Sticky foi colocado no local do defeito e no grupo de controlo, o CGF foi colocado no local do defeito. Imediatamente após a colocação do CGF e do Sticky bone, o retalho refletido foi reposicionado e fixado com suturas interrompidas (sutura Mersilk 3-0). Foi colocado um penso periodontal.

Cuidados pós-cirúrgicos

Os doentes foram medicados com antibióticos (Amoxicilina + Ácido clavulânico: 625 mg) duas vezes por dia durante cinco dias. Foram prescritos analgésicos (cetorolac trometamina 10 mg) para o desconforto pós-cirúrgico. As suturas e o Coe-pak foram removidos após sete dias. Os doentes foram instruídos a utilizar um colutório de clorexidina (10 ml duas vezes por dia) durante 15 dias e a abster-se de mastigar alimentos duros ou pegajosos, de escovar com força os locais tratados ou de utilizar quaisquer auxiliares interdentários até às consultas seguintes, aos 3 meses e aos 6 meses. Os efeitos adversos foram registados nas consultas de revisão, e os depósitos supragengivais foram removidos.

Avaliação pós-cirúrgica

Os doentes foram avaliados clinicamente aos 3 e 6 meses e radiograficamente por CBCT em intervalos de 6 meses. O PI e o GI foram registados aos 3 e 6 meses. Utilizando a sonda periodontal UNC-15, as medições de CAL e PPD foram efectuadas à semelhança dos procedimentos anteriores.

Medições CBCT

Todos os locais dos grupos de teste e de controlo foram submetidos a uma avaliação por TCFC. O sistema de imagiologia KODAK 9000C utilizou as imagens KODAK para a avaliação da CBCT. Foi pedido ao paciente que removesse todos os objectos metálicos e usasse um avental de chumbo. Foi pedido ao paciente que mordesse suave e naturalmente o bloco de mordida sem unir os incisivos. Os incisivos superiores centrados com a mordida do paciente foram ajustados utilizando dois feixes de laser posicionais

O plano médio-sagital

O feixe laser de posicionamento 3D FoV

A leitura digital era vista no ecrã do computador.

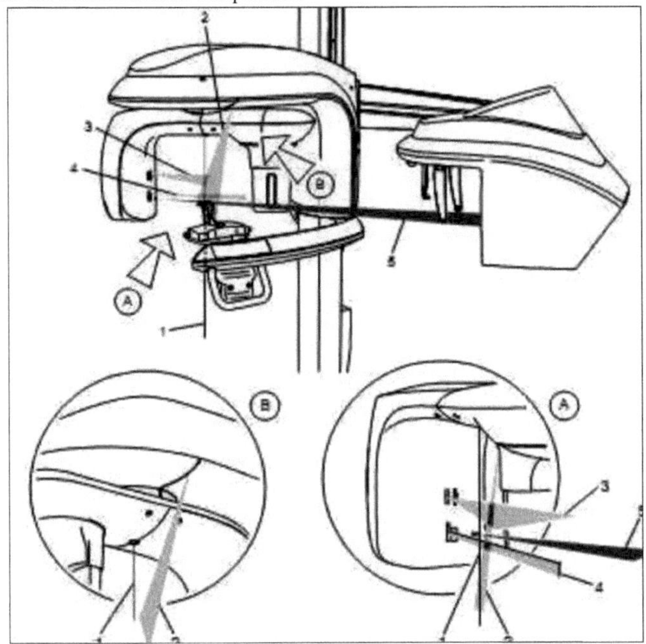

Figura 1

Feixe laser de posicionamento central 1.3D

2. Feixe laser de posicionamento médio-sagital
3. Feixe laser de posicionamento horizontal
4. Feixe laser de posicionamento do campo de visão 3D (FoV)
5. Cefalometria Frankfort posicionamento do raio laser

Os parâmetros que foram medidos na CBCT incluíram a profundidade do defeito (AC-BD) e a largura MD, BL do defeito intraósseo.

Foto a cores I

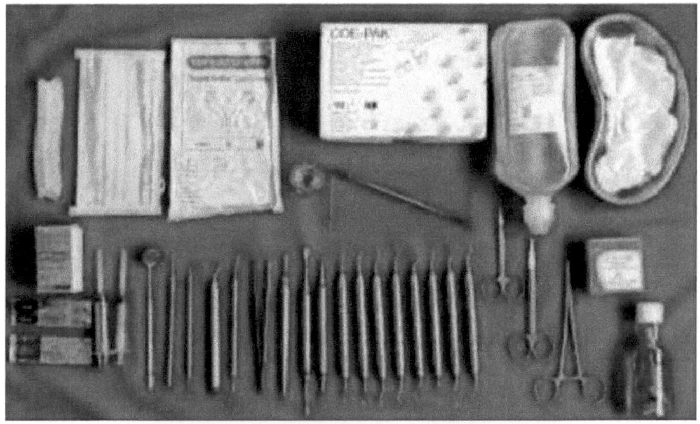

Armamento cirúrgico

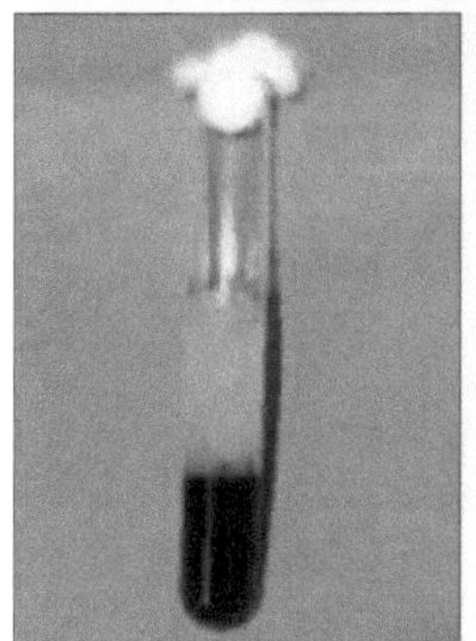

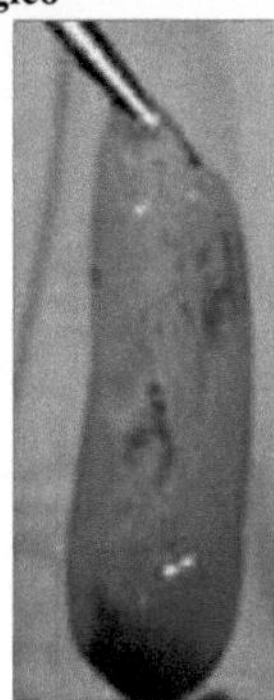

Factores de crescimento concentrados

Foto a cores II

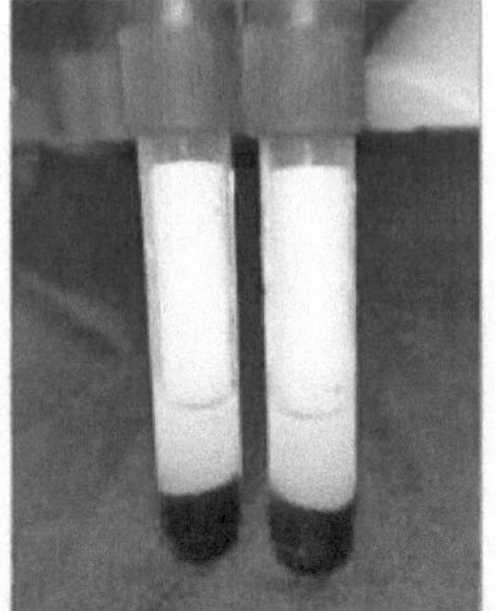

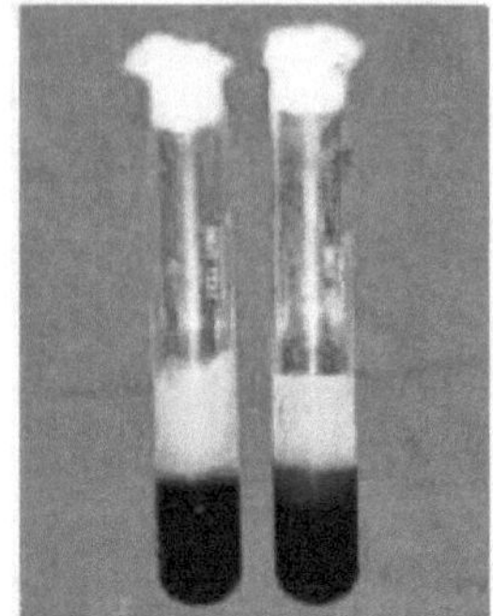

AFG CGF

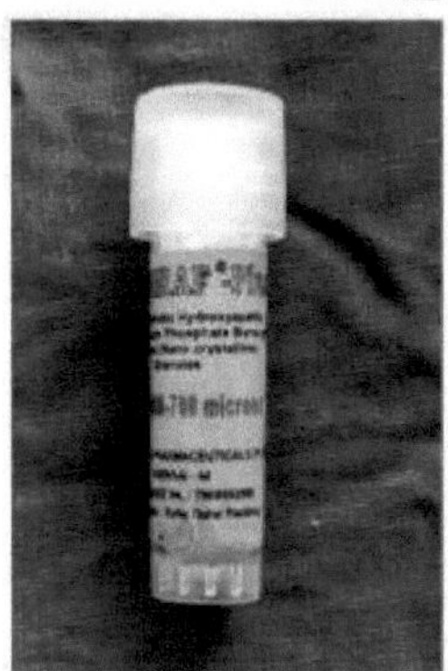

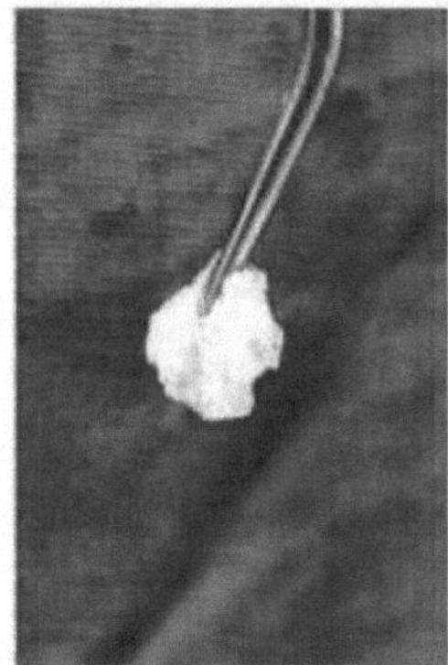

Enxerto ósseo (β TCP + HA) Osso aderente

Fotografia a cores III

Protocolo cirúrgico para o grupo de teste (Sticky Bone)

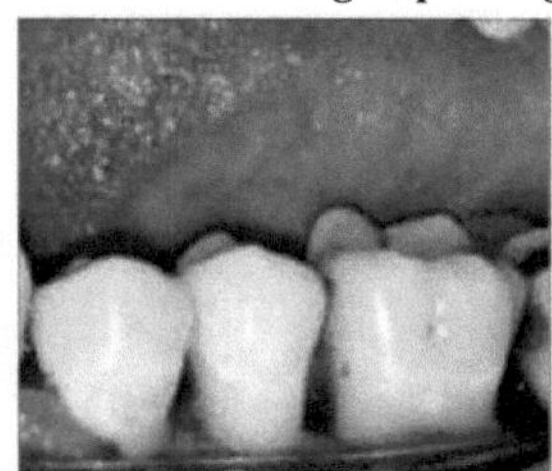

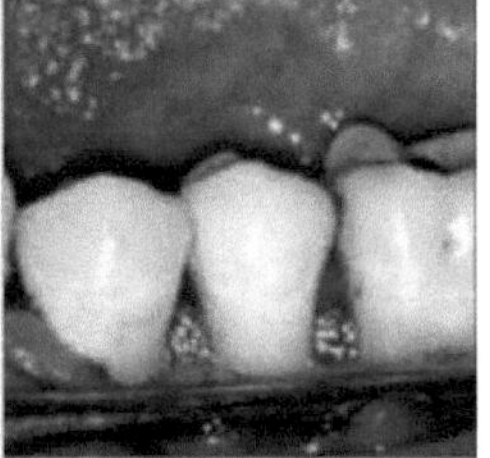

Colocação de Sticky Bone

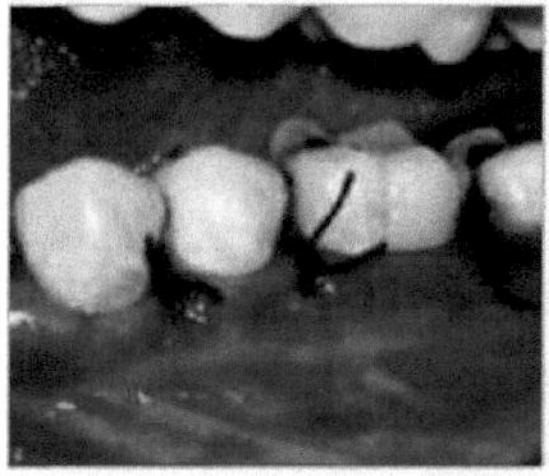
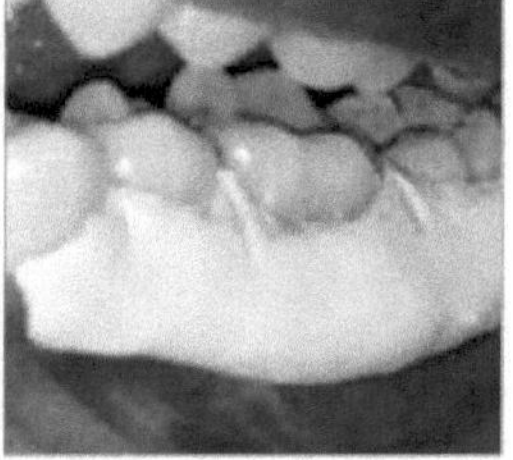

Penso periodontal de retalho suturado

Fotografia a cores IV

Protocolo cirúrgico para o grupo de controlo (CGF)

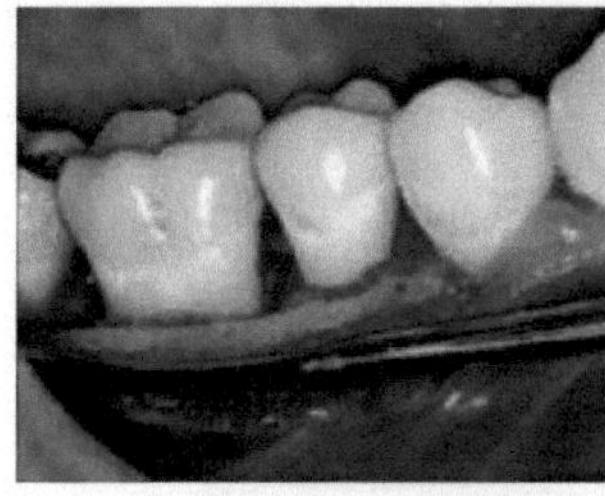
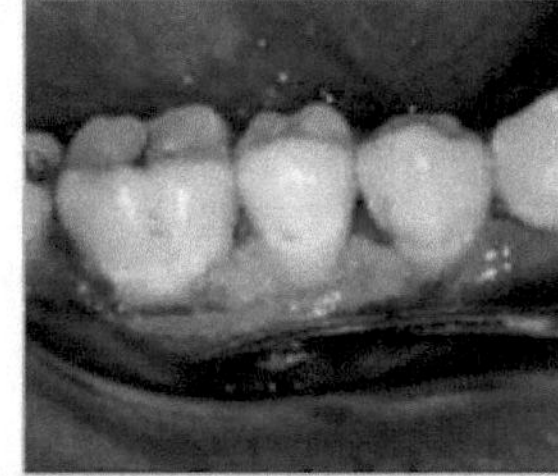

Colocação de Sticky Bone

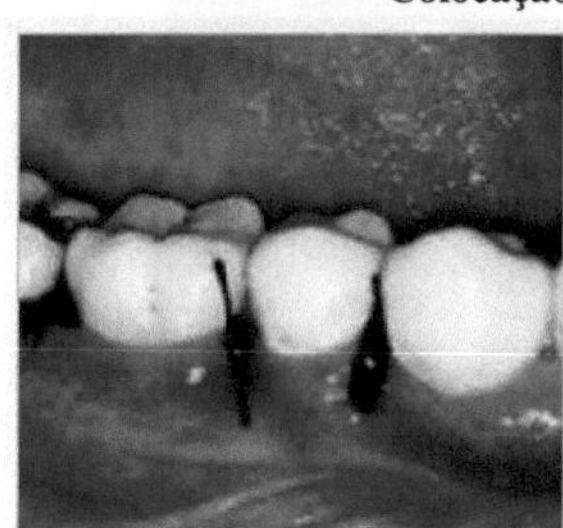
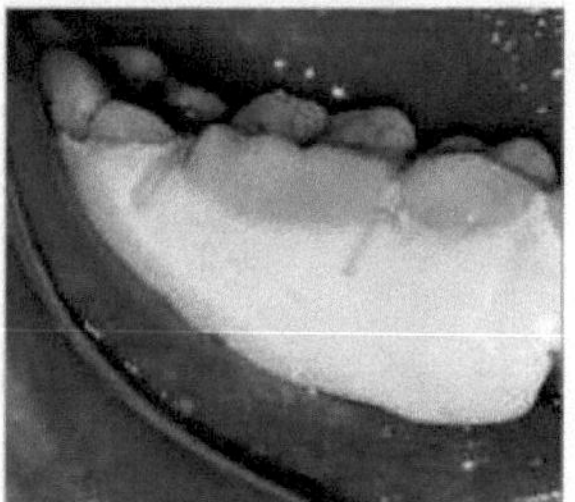

Penso periodontal de retalho suturado

Cor Foto V

Recall: parâmetros clínicos Grupo de teste (Sticky Bone)

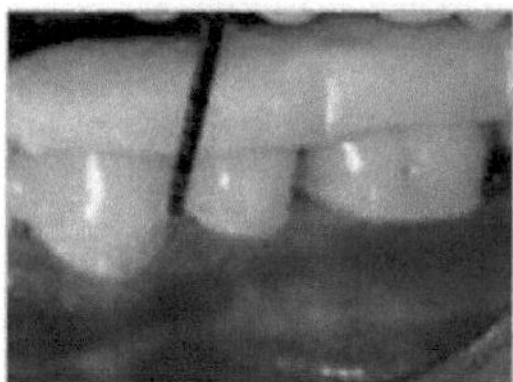
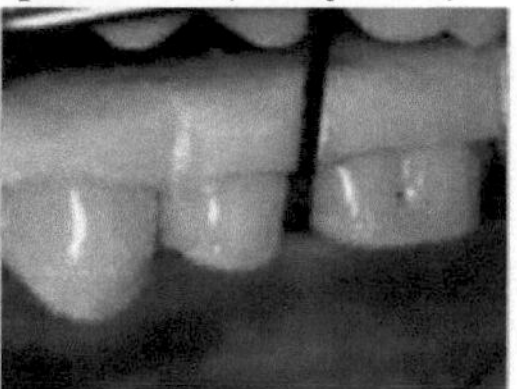

Linha de base

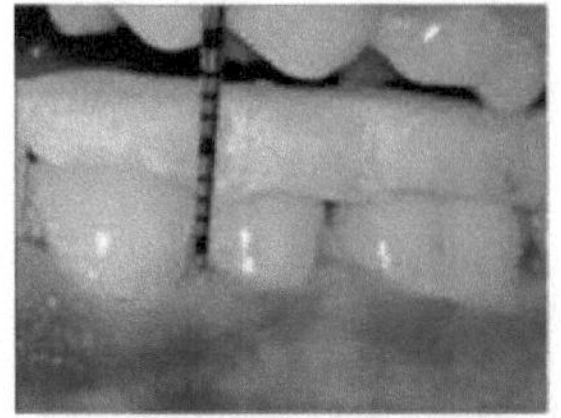
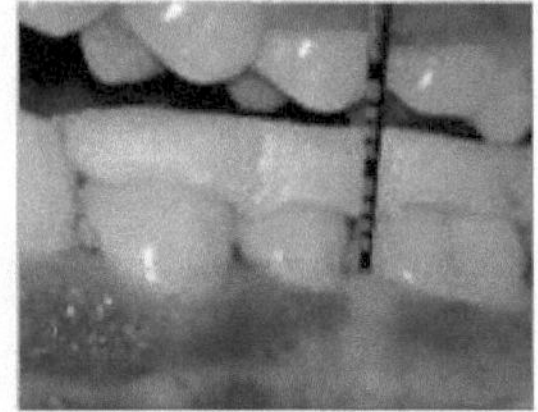

3 meses Recall

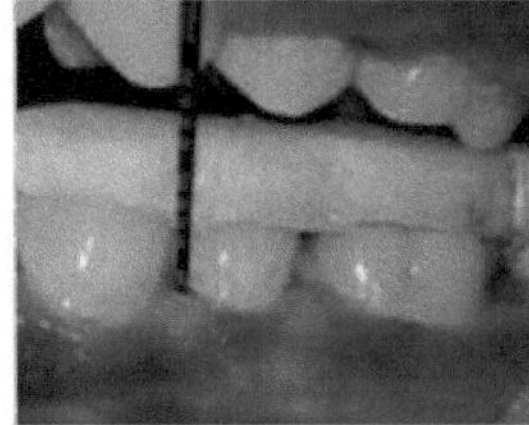
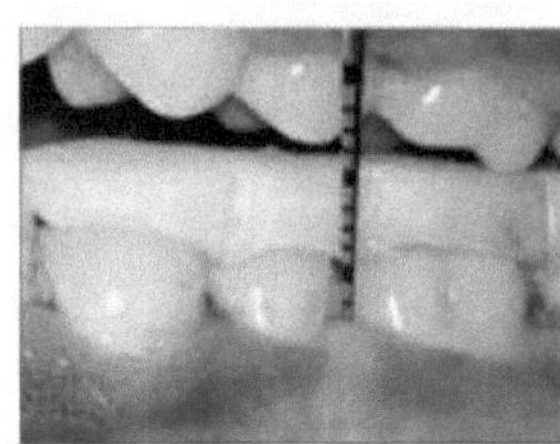

6 meses Recall

Foto a cores VI
Recall: Parâmetros radiográficos para o grupo de teste (Sticky Bone)

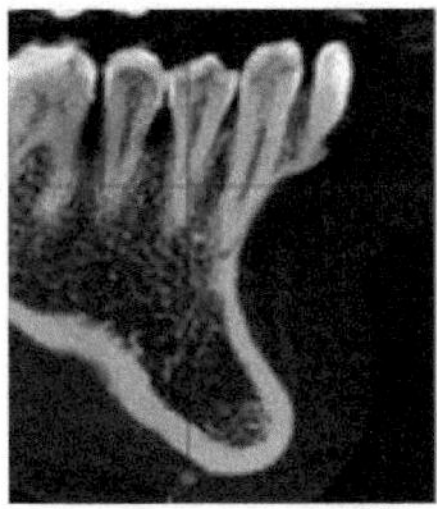
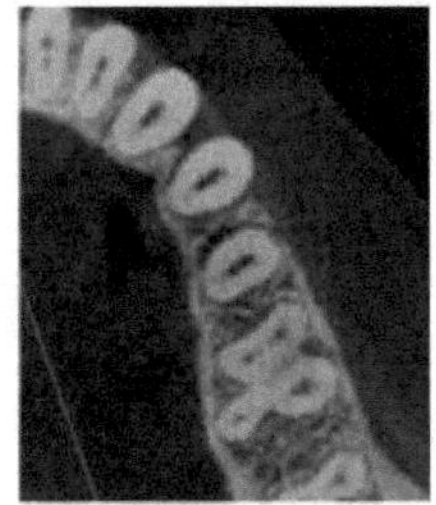

Linha de base

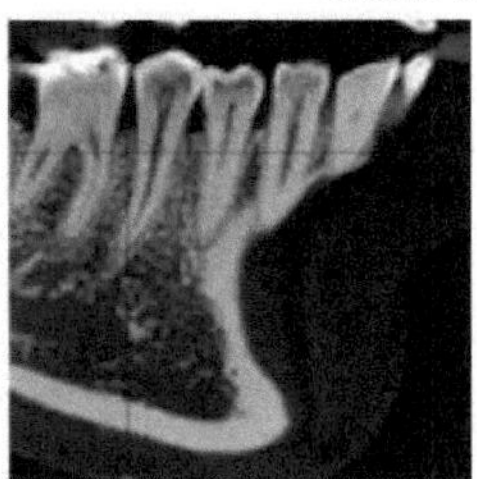
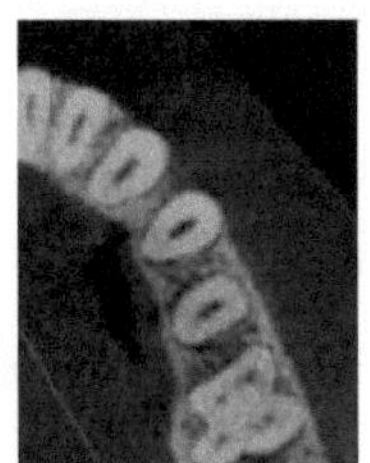

TCFC de 6 meses
Foto a cores VII
Recordar: Parâmetros radiográficos para o grupo de controlo (CGF)

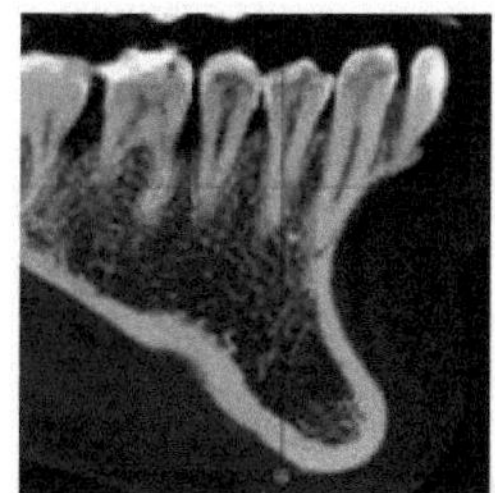
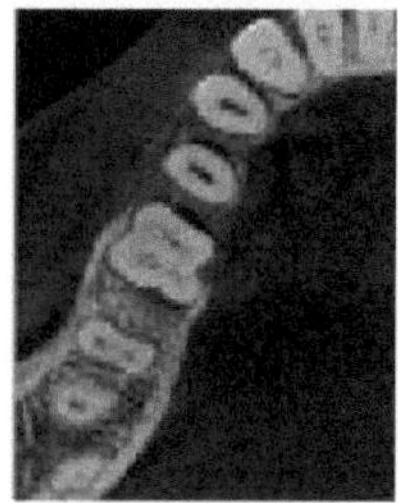

Linha de base

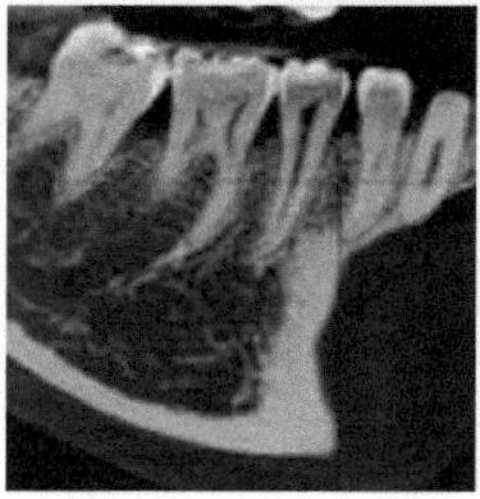
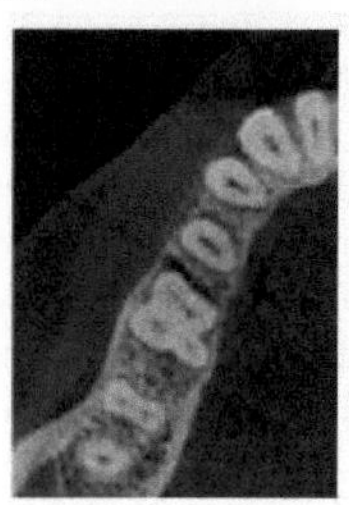

TCFC de 6 meses

5 Resultados

O presente estudo foi realizado para avaliar e comparar a eficácia da cola de fibrina autóloga (AFG) enriquecida com matriz de enxerto ósseo (Sticky Bone) e factores de crescimento concentrados (CGF) no tratamento de defeitos ósseos intra-ósseos. A avaliação foi efectuada clínica e radiograficamente por CBCT.

No início do estudo, os parâmetros clínicos avaliados foram PI, GI, PPD, CAL e os parâmetros dos defeitos intra-ósseos, como a profundidade do defeito, a largura BL e a largura MD, foram avaliados por CBCT em ambos os grupos. PI, GI, PPD, CAL foram medidos na linha de base e em todas as visitas de recordação de 3 e 6 meses. A alteração da profundidade do defeito, da largura BL e da largura MD foi medida no início e aos 6 meses por CBCT.

Métodos estatísticos

Os dados sobre os parâmetros clínicos, como a placa bacteriana e o índice gengival, foram resumidos em termos de média e desvio padrão. A diferença entre os valores de cada parâmetro nos três pontos de tempo foi comparada utilizando a análise de variância de medidas repetidas (ANOVA). Os parâmetros PPD e CAL também foram resumidos em termos de média e desvio padrão para cada ponto de tempo e cada local. A comparação da diferença média entre locais, em cada momento, foi efectuada utilizando o teste t emparelhado, enquanto a comparação entre tempos, para cada local, foi efectuada utilizando a análise de variância de medidas repetidas (ANOVA). Além disso, a profundidade do defeito, a largura do defeito (MD) e a largura do defeito (BL) foram resumidas em termos de média e desvio padrão e comparadas entre os locais de ensaio e de controlo utilizando o teste t emparelhado. Além disso, a comparação de cada parâmetro entre dois momentos foi efectuada utilizando o teste t emparelhado.

Todas as análises foram efectuadas com recurso ao software SPSS ver 20.0 (IBM Corp) e a significância estatística foi testada ao nível de 5%.

A amostra do estudo foi constituída por 40 defeitos intra-ósseos de 7 pacientes, incluindo 1 homem e 6 mulheres com idades compreendidas entre os 20 e os 45 anos. Os locais selecionados foram divididos aleatoriamente para receberem um FGC (Grupo I) ou Sticky Bone (Grupo II). A duração do estudo foi de 6 meses. Durante o curso do estudo, a cicatrização da ferida decorreu sem problemas em ambos os grupos, sem quaisquer sinais de infecções ou complicações. Não se verificaram reacções locais e sistémicas infelizes, o que indica a biocompatibilidade do CGF e do Sticky Bone.

Pontuações do índice de placa e do índice gengival na linha de base, 3 e 6 meses:

A Tabela 1 (Gráfico 1) apresenta a comparação dos parâmetros clínicos, ou seja, o índice de placa e o índice gengival ao longo do tempo na amostra do estudo, utilizando a análise de variância de medidas repetidas. O índice de placa médio para a amostra mudou de 3,40 ± 0,38 na linha de base para 2,48 ± 0,49 aos 3 meses e para 1,71 ± 0,69 aos 6 meses, e a mudança foi estatisticamente significativa com um valor de $p < 0,001$. No que diz respeito ao índice gengival, a média mudou de 1,57 ± 0,25 no início para 1,21 ± 0,15 aos 3 meses e 0,97 ± 0,31 aos 6 meses, e esta mudança também foi estatisticamente significativa com um valor de $p < 0,0001$.

Profundidade da bolsa de sondagem (PPD) na linha de base, aos 3 e 6 meses

A Tabela 2 (Gráfico 2) apresenta a comparação do PPD entre os dois grupos, bem como a comparação ao longo do tempo para cada local. Na linha de base, a diferença média nos valores de PPD entre os dois locais (6,70 ± 1,03 mm para o grupo de teste e 6,70 ± 1,22 mm para o grupo de controlo) foi estatisticamente insignificante (p=0,999) utilizando o teste t emparelhado. O mesmo foi observado aos 3 meses (p=0,447), em que a PPD para o grupo de teste foi de 4,69 ± 0,82 mm e 4,80 ± 1,11 mm para o grupo de controlo. Aos 6 meses, a PPD para o grupo de teste foi de 3,20 ± 0,70 e para o grupo de controlo foi de 3,60 ± 0,99 mm. A diferença média entre os grupos foi estatisticamente significativa, com um valor de p de 0,042. A comparação ao longo do tempo revelou que a diferença média foi estatisticamente significativa para ambos os locais com um valor de $p < 0,0001$ utilizando a análise de variância de medidas repetidas.

Nível de vinculação clínica (CAL) na linha de base e aos 3 e 6 meses

A Tabela 3 (Gráfico 3) apresenta a comparação da CAL entre os dois grupos, bem como a comparação ao longo do tempo para cada local. No início do estudo, a CAL para o grupo de teste era de 7,30 ± 1,17 mm e para o grupo de controlo era de 7,50 ± 1,24 mm; a diferença média nos valores da CAL entre os dois grupos foi estatisticamente insignificante (p=0,359) utilizando o teste t emparelhado. Aos 3 meses, a CAL foi de 5,55 ± 1,36mm para o grupo de teste e 5,25 ± 1,29mm para o grupo de controlo, esta observação aos 3 meses foi estatisticamente insignificante (p=0,301). Aos 6 meses, a diferença média foi estatisticamente significativa com um valor de p de 0,002, em que 3,20 ± 0,89 mm era a CAL para o grupo de teste e 4,15 ± 1,04 para o grupo de controlo, indicando um maior ganho de CAL no grupo de teste em comparação com o grupo de controlo. A comparação ao longo do tempo revelou que a diferença média foi estatisticamente significativa para ambos os locais com um valor de p < 0,0001 usando a análise de variância de medidas repetidas.

Análise CBCT da profundidade do defeito ósseo na linha de base e aos 6 meses.

A Tabela 4 (Gráfico 4) mostra a comparação da profundidade do defeito entre dois grupos, bem como entre dois pontos de tempo para cada local. A profundidade média do defeito na linha de base foi de 3,92 ± 0,84 mm para o grupo de teste e de 3,95 ± 0,95 mm para o grupo de controlo. A diferença média nos valores de profundidade entre os dois grupos foi estatisticamente insignificante (p=0,919) utilizando o teste t emparelhado. Aos 6 meses, a profundidade do defeito para o grupo de teste foi de 2,69 ± 0,49 mm e 3,20 ± 0,88 mm para o grupo de controlo, a diferença média entre os dois grupos foi estatisticamente significativa com um valor de p de 0,041. O resultado sugere que houve uma maior redução da profundidade do defeito no grupo de teste em comparação com o grupo de controlo. A comparação entre os dois tempos revelou que a diferença média foi estatisticamente significativa para ambos os locais com um valor de p < 0,0001 usando o teste t pareado.

Análise de CBCT da largura mesio-distal do defeito ósseo na linha de base e aos 6 meses. A Tabela 5 (Gráfico 5) mostra a comparação da largura do defeito (MD) entre dois grupos, bem como entre dois pontos temporais para cada local. A largura do defeito ósseo (MD) no início do estudo foi de 3,12 ± 0,59 mm para o grupo de teste e de 3,24 ± 0,82 mm para o grupo de controlo. A diferença média nos valores da largura do defeito ósseo (MD) entre os dois grupos foi estatisticamente insignificante (p=0,572) utilizando o teste t emparelhado. Aos 6 meses, a diferença média foi estatisticamente significativa com um valor de p de 0,037, sendo a largura da DM de 2,41 ± 0,42mm para o grupo teste e de 2,80 ± 0,75mm para o grupo controlo. A comparação entre os dois tempos revelou que a diferença média foi estatisticamente significativa para ambos os grupos com um valor de p < 0,0001 usando o teste t pareado.

Análise de CBCT da largura Buco-lingual do defeito ósseo no início e aos 6 meses. A Tabela 6 (Gráfico 6) mostra a comparação da largura do defeito (BL) entre dois grupos, bem como entre dois pontos de tempo para cada grupo. A largura do defeito ósseo na linha de base era de 2,95 ± 0,73 mm para o grupo de teste e de 3,35 ± 0,86 mm para o grupo de controlo. A diferença média nos valores de largura (BL) entre os dois grupos na linha de base foi estatisticamente insignificante (p=0,101), usando o teste t pareado. Aos 6 meses, a diferença média foi estatisticamente significativa com um valor de p de 0,037, com uma redução de 2,59 ± 0,54 mm no grupo de teste e de 3,18 ± 1,21 mm no grupo de controlo. Os resultados revelaram que houve uma maior redução nos grupos de teste em comparação com o grupo de controlo. A comparação entre os dois momentos revelou que a diferença média foi estatisticamente significativa no grupo de teste com um valor de p de 0,028, enquanto não foi significativa no grupo de controlo (p=0,577), utilizando o teste t emparelhado.

6 Discussão

As infecções periodontais são doenças polimicrobianas e multifactoriais, e existem muitos factores do hospedeiro associados à decisão da suscetibilidade individual à doença. Percebe-se que a ligação entre a microbiota periodontal e o hospedeiro é normalmente considerada, no entanto, quando uma determinada espécie bacteriana invade os espaços subgengivais, pode causar inflamação periodontal e devastação com perda de inserção e perda óssea.[56]

Os constituintes biologicamente activos da placa bacteriana desencadeiam uma resposta inflamatória local nos tecidos moles gengivais e no periodonto, em caso de doença periodontal crónica. Uma série de citocinas, por exemplo, PGE2, IL-1 e RANK-L, são produzidas pela invasão resultante de células inflamatórias que fazem avançar a reabsorção através dos osteoclastos, que são considerados como a célula essencial de reabsorção óssea. Os produtos celulares inflamatórios estimulantes em condições inflamatórias patológicas induzem a atividade dos osteoclastos, dificultando assim o equilíbrio entre a proteção e a destruição 57

processos.[57]

O infiltrado inflamatório dos tecidos gengivais atinge a medula óssea seguindo o trajeto dos vasos sanguíneos, resultando numa osteíte. O canal fisiológico dos vasos linfáticos que rodeiam os capilares absorve as toxinas produzidas pelas bactérias e transporta-as para a medula óssea. As células indiferenciadas do tecido conjuntivo frouxo são convertidas em células inflamatórias (defensivas) e a medula gorda é transformada em medula fibrosa pela irritação tóxica, completando o processo de osteíte. Assim, o tipo de deformidade que se forma é determinado principalmente pela localização da inflamação, pela topografia do osso adjacente, pela natureza e gravidade da irritação e pelo trajeto dos vasos sanguíneos.[3]

A regeneração das estruturas de suporte dos dentes que foram perdidas como consequência da progressão da doença periodontal é o principal objetivo da periodontia. A regeneração tem sido definida como a reprodução ou reconstituição de uma parte perdida ou lesada para restaurar a arquitetura e a função do periodonto. O Workshop Mundial de Periodontia definiu três procedimentos regenerativos. Estes procedimentos são o desbridamento do defeito através de curetagem com retalho, enxerto ósseo e regeneração tecidular guiada (RTG). Para tratar com sucesso os defeitos periodontais, o clínico deve compreender a anatomia da raiz e do defeito. As variações nas dimensões do tronco radicular, a proximidade da raiz e a anatomia inter-radicular podem influenciar o resultado da terapia.[58]

Os enxertos ósseos, as membranas, os modificadores biológicos e os concentrados de plaquetas são os vários biomateriais utilizados para fins regenerativos. Entre estes, as plaquetas são conhecidas por serem a linha de produção de vários factores de crescimento que iniciam a cicatrização e a regeneração dos tecidos. Estes concentrados de plaquetas foram apresentados no domínio cirúrgico para a prevenção de hemorragias e para acelerar a regeneração dos tecidos. A primeira geração de concentrados de plaquetas inclui o plasma rico em plaquetas (PRP) e o plasma rico em factores de crescimento (PRGF). São necessários aditivos químicos para o PRP e o PRGF, tais como anticoagulantes e trombina ou cloreto de cálcio para incentivar a polimerização da fibrina antes da aplicação no local da cirurgia. A fibrina rica em plaquetas (PRF) e os factores de crescimento concentrados (CGF) são considerados como a segunda geração de concentrado de plaquetas. Apenas o sangue venoso do doente é utilizado e centrifugado para desencadear a ativação das plaquetas e a polimerização da fibrina. O CGF foi introduzido por Sacco em 2006. Em comparação com o PRF, a preparação do CGF utiliza uma velocidade de centrifugação alterada para gerar uma matriz de fibrina muito maior, mais densa e mais rica que liberta vários factores de crescimento.[59] A utilização de uma velocidade de centrifugação diferente para a produção de FGC permite a separação de uma matriz de fibrina que é muito mais densa, maior e mais rica em factores de crescimento. Um procedimento melhorado de FGC pode aumentar a quantidade de factores de crescimento na camada de FGC. Para além disso, a presença de células CD34 positivas na rede de FGC pode contribuir para uma potencial análise das suas implicações clínicas no futuro.[60]

O fator de crescimento derivado das plaquetas (PDGF), o fator de crescimento transformador-ei (TGF-pi) e *в2* (TGF-e2), o fator de crescimento dos fibroblastos (FGF), o fator de crescimento endotelial vascular (VEGF), o fator de crescimento derivado do cérebro (BDGF) e o fator de crescimento semelhante à insulina (IGF) são vários factores de crescimento que são libertados pelo FGC. Vários processos, como a proliferação celular, a remodelação da matriz e a angiogénese, são estimulados por estes factores de crescimento. A investigação demonstrou que factores de crescimento como o TNF-a e o BDGF apresentaram uma libertação cinética rápida do concentrado e atingiram o seu pico de acumulação em 1st e 3rd dias, respetivamente. Do mesmo modo, o PDGF-AB, o TGF- в1 e o IGF-I tiveram uma libertação cinética contínua e atingiram o seu nível máximo aos 3rd e 6th dias, enquanto o VEGF e o BMP-2 tiveram uma libertação cinética lenta e atingiram o seu nível máximo aos 8th dias. Estes factores de crescimento desempenham um papel importante na proliferação e diferenciação dos osteoblastos. O CGF também desempenha um papel importante na cicatrização precoce de feridas através da desgranulação dos grânulos alfa em

plaquetas que contêm factores de crescimento. No CGF, as plaquetas bifásicas são aceleradas pela trombina, iniciando a libertação de factores de crescimento e outras substâncias. Estas substâncias induzem a proliferação celular, a formação de matriz, a produção de osteoide, a cicatrização do tecido conjuntivo, a angiogénese e a síntese de colagénio, melhorando assim o processo de cicatrização da ferida. A estabilidade da ferida é melhorada pelo CGF, que é necessário para a formação de uma nova ligação do tecido conjuntivo à superfície da raiz. Também oferece um suporte que facilita a fixação de citocinas e a migração celular. Um dos factores importantes é que a elevada concentração de leucócitos na FGC tem um efeito antimicrobiano. Tem uma propriedade anti-angiogénica em feridas crónicas que não cicatrizam.[61]

Foi introduzido um produto recentemente desenvolvido para o fabrico de matriz de enxerto ósseo enriquecida com factores de crescimento (também conhecido como "Sticky Bone") utilizando cola de fibrina autóloga. O Sticky Bone proporciona a estabilização do enxerto ósseo no defeito e, por conseguinte, acelera a cicatrização dos tecidos e minimiza a perda óssea durante o período de cicatrização. Trata-se de um produto homogéneo que contém elementos importantes para a formação óssea. Contém o suporte mineral para as células ósseas necessárias para a formação óssea. E também contém factores de crescimento necessários para a estimulação da diferenciação ou migração das células.[59]

O osso aderente proporciona estabilidade ao enxerto ósseo no defeito e, consequentemente, acelera a cicatrização dos tecidos e reduz a perda óssea ao longo do período de cicatrização. A cola de fibrina autóloga (AFG) é um produto biológico que é formado através da centrifugação do sangue do próprio doente. Os seus benefícios cirúrgicos incluem a redução da hemorragia e da formação de cicatrizes, minimiza a acumulação de fluido seroso, uma aderência eficaz dos tecidos, uma melhor cicatrização e uma diminuição da dor. O osso aderente é moldável e adapta-se bem a várias formas de defeitos ósseos, para manter o volume do aumento ósseo e evitar o micro e macro movimento do material enxertado durante o período de cicatrização, o que, por sua vez, dispensa a colocação de um osso em bloco ou de uma malha de titânio. A rede de fibrina retém as plaquetas e os leucócitos para libertar factores de crescimento, pelo que a regeneração óssea e a regeneração dos tecidos moles são melhoradas. No entanto, a utilização de enxerto ósseo combinado com fibrina, plaquetas e leucócitos demonstrou melhores evidências histológicas de regeneração óssea devido à sua elevada atividade osteoblástica e maturação do que a utilização de PRF como único material de preenchimento para a preservação do rebordo após a extração. Trata-se de um procedimento simples, de fácil preparação e de uma fonte rentável de factores de crescimento.[62]

Autógenos, alógenos, xenoenxertos ou aloplásticos são os vários enxertos ósseos utilizados para a regeneração periodontal. De entre estes enxertos, o enxerto ósseo autógeno é considerado o padrão de ouro. No entanto, os enxertos ósseos autógenos têm certas limitações, como morbilidade no local do dador, segundo local de cirurgia, aumento do tempo de cirurgia, quantidade insuficiente e forma inadequada. Estas desvantagens têm incentivado um interesse crescente em alternativas aos enxertos ósseos.[63]

Entre os materiais de enxerto, as cerâmicas de fosfato de cálcio bifásico, obtidas pela mistura de hidroxiapatita (HA) e fosfato tricálcico (TCP), são consideradas biocompatíveis, osteocondutoras e adequadas para obter formação óssea. A HA, que sofre uma reabsorção lenta, funciona como um andaime para manter o espaço, enquanto o TCP, que sofre uma dissolução rápida, cria mais espaço interpartículas e liberta iões de cálcio e fósforo que podem estimular a formação de novo osso, promovendo a atividade osteogénica. Vários materiais biocerâmicos são utilizados e apresentam diferenças na proporção HA/TCP, composição das fases, formulação e tamanhos. Assim, tendo em consideração estes pontos, a combinação de HA e enxerto ósseo B TCP é utilizada para criar o Sticky Bone no nosso estudo.

Há escassez de dados disponíveis na literatura que apoiem a utilização do Sticky bone no tratamento de defeitos intra-ósseos em pacientes com periodontite. Assim, através deste estudo, gostaríamos de realçar a eficácia do Sticky bone na regeneração periodontal. Assim, o estudo teve como objetivo avaliar o efeito da matriz de enxerto ósseo enriquecida com cola de fibrina autóloga (AFG) (Sticky bone) e factores de crescimento concentrados (CGF) no tratamento de defeitos ósseos intra-ósseos através de CBCT. A amostra do estudo incluiu 40 defeitos intra-ósseos de pacientes com periodontite crónica generalizada. Os pacientes tinham idades compreendidas entre os 20 e os 50 anos. Os locais selecionados foram distribuídos aleatoriamente pelo grupo de controlo (CGF) e pelo grupo de teste (Sticky bone). Os parâmetros PI, GI e clínicos, tais como PPD e CAL, foram avaliados no início, 3 meses e 6 meses de pós-operatório. Para a avaliação da regeneração, foi efectuada uma TCFC no início e aos 6 meses.

No início do estudo, não foram observadas diferenças significativas em nenhum dos parâmetros investigados entre o Grupo I e o Grupo II, o que indica que a seleção dos doentes e dos defeitos foi adequada e isenta de qualquer preconceito. Durante o decurso do estudo, a cicatrização da ferida decorreu sem problemas no Grupo de Controlo e no Grupo de Teste, sem quaisquer sinais de infeção e complicações. Não se verificaram reacções locais e sistémicas adversas no grupo de teste, bem como no grupo de controlo, o que indica a biocompatibilidade do FGC autólogo e do Sticky Bone. Não foi detectada qualquer evidência clínica de resposta imunitária indesejável.

Cada paciente que participou no estudo apresentou um bom nível de higiene oral e uma condição gengival clínica saudável durante todo o período do estudo. A pontuação PI era baixa no final dos seis meses. Este foi o resultado das repetidas instruções de higiene oral dadas aos doentes durante todo o período do estudo. O controlo da placa bacteriana é essencial para a estabilidade a longo prazo dos resultados clínicos. A placa bacteriana é um fator importante na etiologia da destruição periodontal e o sucesso da terapia depende da sua remoção após o tratamento. A redução da PI foi estatisticamente significativa ao fim de 6 meses. O resultado do estudo mostrou que houve uma redução significativa na pontuação média do índice de placa bacteriana desde o início até aos 3 e 6 meses. Estes resultados estão de acordo com o estudo efectuado por **Qiao et al. (2016)**[32] . O IG foi significativamente melhorado da linha de base para 3 e 6 meses, resultados semelhantes foram encontrados por **Shetty et al (2013).**[30] As pontuações melhoradas do índice gengival e de placa sugerem que houve um aumento do nível de sensibilização para a saúde oral entre os pacientes e uma boa manutenção da higiene oral por parte dos mesmos ao longo do período de estudo.

O sinal patognomónico da doença periodontal é a bolsa periodontal e a redução da profundidade da bolsa de sondagem (PPD) é um dos pré-requisitos para o sucesso do tratamento periodontal. No grupo de teste, a média da PPD no início do estudo era de 6,70 ± 1,03 mm, tendo diminuído para 4,60 ± 0,82 mm aos 3 meses e 3,20 ± 0,70 mm aos 6 meses. No grupo de controlo, o PPD médio no início do estudo era de 6,70 ± 1,22 mm, tendo diminuído para 4,80 ± 1,11 mm aos 3 meses e para 3,60 ± 0,99 mm aos 6 meses. Verificou-se uma diferença estatisticamente significativa na PPD em ambos os grupos aos 3 meses e aos 6 meses em comparação com a linha de base. No entanto, a redução da PPD foi maior no grupo de teste do que no grupo de controlo aos 6 meses de seguimento, com um valor de p de 0,042. Estes resultados estão de acordo com o estudo efectuado por **Juneja G et al (2015)**[64] que comparou os resultados obtidos pela combinação de PRF derivado de plaquetas combinado com enxerto ósseo aloplástico, HA e HA isoladamente no tratamento de defeitos intra-ósseos periodontais. A colocação de PRF combinada com HA resultou numa maior redução de PPD em comparação com HA isolada. Estudo realizado por **AR Pradeep et al (2012)**[65] comparou a eficácia do PRF autólogo plaquetário e da combinação de PRF + enxerto ósseo de HA com desbridamento de retalho aberto (OFD) para o tratamento de defeitos intra-ósseos em pacientes com periodontite crónica. Observaram uma maior redução do PPD no grupo PRF e PRF + HA em comparação com o grupo OFD aos 9 meses de acompanhamento. **Shetty et al (2013)**[30] afirmaram que a redução da PPD após o tratamento pode estar associada à redução da inflamação gengival e à contração da parede da bolsa. Por outro lado, também é sugerido que a colocação de enxerto ósseo no defeito modifica a consistência do tecido gengival, obstruindo a penetração da sonda.

O nível de inserção clínica (NIC) é o parâmetro clínico mais utilizado para avaliar as alterações no estado periodontal após o tratamento regenerativo. O nível de inserção clínica foi medido utilizando um stent acrílico personalizado. A ranhura foi fabricada no stent de forma a duplicar a colocação da sonda tanto apicocoronalmente como mesiodistalmente ao fim de 3 e 6 meses, para minimizar o erro nas medições pós-operatórias. No grupo de teste, a média de CAL na linha de base foi de 7,30 ± 1,17 mm, aos 3 meses foi de 5,55 ± 1,36 mm e aos 6 meses foi de 3,20 ± 0,89 mm. No grupo de controlo, a média da CAL foi de 7,50 ± 1,24 no início do estudo, aos 3 meses foi de 5,25 ± 1,29 mm e aos 6 meses foi de 4,15 ± 1,04 mm. Houve uma diferença estatisticamente significativa na CAL em ambos os grupos aos 3 meses e 6 meses em comparação com a linha de base. A comparação entre o grupo de teste e o grupo de controlo mostrou que o ganho de CAL foi significativamente maior no grupo de teste aos 6 meses. Estes resultados são semelhantes aos do estudo efectuado por **Kaushick et al (2011)**[28] que comparou os efeitos do PRP + enxerto ósseo (HA + B TCP) com enxerto ósseo (HA + B TCP) + solução salina normal e relatou um maior ganho de CAL de 4,4 ± 0,8 mm no grupo PRF + enxerto ósseo em comparação com o grupo enxerto ósseo + solução salina normal, que foi de 2,9 ± 0,7 mm. Estudo de **Juneja G et al (2015)**[64] observou um ganho estatisticamente significativo de CAL em locais com colocação de PRF + HA em comparação com locais com enxerto ósseo HA sozinho. **Qiao et al et (2016)**[32] investigaram e compararam os efeitos do enxerto ósseo CGF e CGF+ no tratamento de defeitos intra-ósseos. Eles encontraram um ganho significativamente maior de CAL em locais tratados com CGF + enxerto ósseo (3,7 ± 1,3 mm) em comparação com locais tratados apenas com CGF (2,4 ± 1,1 mm). **Bhatia et al (2018)**[34] avaliaram a utilização de enxerto ósseo de HA com e sem PRP. Eles encontraram ganho de CAL em ambos os grupos, mas significativamente mais no grupo HA + PRP. **Wanikar et al (2018)**[66] , compararam clínica e radiograficamente a eficácia do gel de ALN a 1% em combinação com PRF (Grupo 1) e PRF sozinho (Grupo 2) no tratamento de defeitos de furca de grau II. Os parâmetros clínicos, incluindo a redução do PPD e o ganho de CAL, foram significativamente maiores no Grupo 1 em comparação com o Grupo 2. **Bodhare et al (2019)**[67] teve como objetivo avaliar e comparar as alterações clínicas e radiográficas usando vidro bioativo (BG) + PRF (Grupo 1) e sem PRF (Grupo 2) no tratamento de defeitos intra-ósseos. Observaram que o ganho de CAL foi maior no Grupo 1 (5,05 ± 1,09 mm) quando comparado ao Grupo 2 (4,2 ± 1,70 mm). **Shetty et al (2013)**[30] afirmaram que o ganho no nível de inserção clínica pode dever-se à resolução da inflamação tecidular, à reformação das fibras de colagénio e a uma nova inserção na superfície radicular. Sugere-se que os derivados de plaquetas têm a capacidade de estimular os fibroblastos gengivais e de modificar várias respostas celulares incluídas principalmente na cicatrização de feridas, tais como a adesão celular, a migração celular e a diferenciação de miofibroblastos.

A avaliação da formação de osso novo é frequentemente utilizada como parâmetro primário para a terapia regenerativa. O registo radiográfico das alterações do osso alveolar após procedimentos regenerativos é uma alternativa não invasiva e indolor ao procedimento de reentrada cirúrgica. O tempo mínimo necessário para que as alterações ósseas sejam evidentes na radiografia é de 6 meses. A avaliação das alterações dos tecidos duros, incluindo a profundidade do defeito, a largura mesiodistal e vestibulolingual, foi efectuada por CBCT no início e aos 6 meses de pós-operatório. **Ruetters et al (2019)**[53] afirmaram que a CBCT proporciona uma melhor precisão na avaliação das alterações dos tecidos duros do que as radiografias periapicais. A profundidade do defeito foi registada desde a crista alveolar até à base do defeito. A profundidade do defeito na linha de base era de 3,92 ± 0,84 mm no grupo de teste, tendo sido significativamente reduzida para 2,69 ± 0,49 mm. A profundidade do defeito na linha de base no grupo de controlo era de 3,95 ± 0,95, tendo sido significativamente reduzida para 3,20 ± 0,88. Na comparação entre os grupos, a redução da profundidade do defeito foi estatisticamente significativa no grupo de teste em comparação com o grupo de controlo, com um valor de p de 0,041. Os nossos resultados estão de acordo com o estudo realizado por **Saini et al. (2011)**[68] , que avaliou e comparou a eficácia do PRP + ʙ TCP e ʙ TCP isoladamente no tratamento de defeitos intra-ósseos. Observou-se que a redução da profundidade do defeito foi maior no grupo PRP + ʙ TCP em comparação com ʙ TCP sozinho. **Shetty et al (2013)**[30] compararam o efeito do PRP + enxerto ósseo (HA + ʙ TCP) e do enxerto ósseo (HA + ʙ TCP) isoladamente no tratamento de defeitos intra-ósseos. A profundidade do defeito na linha de base era de 5,40 ± 2,03 mm, que foi significativamente reduzida para 2,47 ± 2,07 mm aos 9 meses no grupo PRP + enxerto ósseo (HA + ʙ TCP). Para o grupo de enxerto ósseo (HA + ʙ TCP), a profundidade do defeito foi de 6,07 ± 2,43 mm na linha de base, que foi reduzida para 3,12 ± 1,51 mm aos 9 meses. A comparação entre os dois grupos não revelou diferenças estatisticamente significativas entre os dois grupos.

A largura mesiodistal (MD) para o grupo de teste na linha de base foi de 3,12 ± 0,59 mm, que foi significativamente reduzida para 2,41 ± 0,42 mm aos 6 meses. Para o grupo de controlo, foi registada uma largura MD de 3,24 ± 0,82 mm na linha de base, que foi reduzida para 2,80 ± 0,75 mm aos 6 meses. A redução da largura MD foi maior no grupo de teste do que no grupo de controlo e a diferença foi estatisticamente significativa. A redução da largura bucolingual foi significativamente maior no grupo de teste (2,69 ± 0,49 mm) em comparação com o grupo de controlo (3,20 ± 0,88 mm) em relação à linha de base, que foi de 3,92 ± 0,84 mm para o grupo de teste e 3,95 ± 0,95 mm para o grupo de controlo. **Saini et al (2011)**[68] comparam a eficácia do PRP autólogo em combinação com ʙ-tricalcium phosphate (ʙ-TCP) versus ʙ-TCP sozinho no tratamento de defeitos infra-ósseos humanos. Registaram uma maior quantidade de defeitos no grupo intestinal em comparação com o grupo de controlo. Estudo realizado por **A R Pradeep et al (2012)**[65] comparou a combinação de derivados de plaquetas (PRF) e enxerto ósseo com PRF e OFD isoladamente. Eles sugeriram que o preenchimento radiográfico do defeito foi maior no grupo PRF + enxerto ósseo e no grupo PRF em comparação com o grupo OFD. O PRF (56,46 + 9,26%) e o PRF+HA (63,39 + 16,52%) apresentaram um preenchimento do defeito significativamente maior do que os locais de controlo (15,96 + 13,91%) aos 9 meses. Ao contrário dos nossos resultados, **Juneja et al. (2015)**[64] registaram uma quantidade significativa de preenchimentos de defeitos no grupo PRF + HA e HA isoladamente aos 3 meses e 6 meses, mas na comparação entre os grupos não foi encontrada uma diferença estatisticamente significativa. **Wanikar et al (2018)** registaram que a redução média no volume do defeito ósseo para PRF + ALN (Grupo 1) e PRF sozinho (Grupo 2) no tratamento de defeitos de furca, foi de 11,98 ± 4,13 mm^3 e 8,65 ± 3,84 mm^3 e respetivamente aos 6 meses. Quando a comparação foi feita entre os grupos, houve um aumento estatisticamente significativo do ganho de volume ósseo para o Grupo II em comparação com o Grupo I (p=0,001). **Bodhare et al (2019)**[66] descobriram que houve uma redução altamente significativa da dimensão BL e MD do defeito ósseo no Grupo 1 (Vidro Bioativo (BG) + PRF) e no Grupo 2 (sem PRF). Quando a redução aos 6 meses foi comparada entre os dois grupos, foi significativamente maior no Grupo 1 em comparação com o Grupo

2. **Atia et al. (2018)**[35] avaliaram os efeitos do Sticky Bone na gestão de defeitos de deiscência em redor de implantes. O defeito de deiscência vertical com a média foi de

5,27 ± 0,47 mm na linha de base, quando avaliado 6 meses após a cirurgia, o defeito estava suficientemente recuperado 4,59 mm ± 0,49 mm. Isto pode ser atribuído a uma melhor capacidade regenerativa e maior adaptabilidade do Sticky bone. **Soni R et al (2019)** no relato de caso utilizou

Sticky bone para o aumento ósseo seguido pela técnica de divisão de crista. Foi observada uma quantidade ligeiramente maior de osso no local operado em comparação com a linha de base quando avaliada aos 3 meses de pós-operatório. Uma vez que o Sticky bone é facilmente moldável na forma pretendida, oferece um manuseamento fácil e também evita a dispersão. **Sohn e colaboradores (2015)**[12] investigaram os efeitos do CGF e do Sticky Bone em três relatos de casos. No primeiro caso, compararam a membrana CGF com a membrana de colagénio e, no segundo caso, foi realizado um aumento tridimensional do rebordo utilizando Sticky bone. A eficácia do Sticky bone no aumento minimamente invasivo do rebordo horizontal foi avaliada no terceiro relato de caso. Em todos os três casos foram obtidos resultados positivos. Isto pode dever-se à explicação de que as plaquetas libertam vários factores de crescimento como o PDGF, TGF-b1, TGF-b2, FGF, VEGF e IGF. Estes factores de crescimento são conhecidos por induzirem vários processos como a proliferação celular, a remodelação da matriz e a angiogénese. Os factores de crescimento presentes na matriz de fibrina, em combinação com o enxerto ósseo, aceleram a formação de novo osso. As vantagens do Sticky bone são:

1) Adapta-se bem a várias formas de defeitos ósseos, uma vez que é moldável,
2) Evita os micro e macro movimentos do osso enxertado. Assim, as dimensões de são mantidos durante o período de cicatrização,
3) A regeneração óssea e dos tecidos moles é acelerada, uma vez que a rede de fibrina retém as plaquetas e os leucócitos para libertar factores de crescimento;
4) Não são necessários aditivos bioquímicos para produzir osso aderente, ao contrário do PRP ou do PRGF;
5) A interligação de fibrina reduz o crescimento de tecidos moles no enxerto ósseo aderente.

A morfologia do defeito é influenciada pela profundidade do defeito, pela largura mesiodistal ou bucolingual e é muito difícil controlar estas variáveis numa investigação clínica. É praticamente impossível, mesmo nas melhores circunstâncias, encontrar defeitos ósseos compatíveis. A resposta do hospedeiro do paciente pode ser um fator determinante significativo em termos de resposta à terapia periodontal e que é um parâmetro dinâmico. O presente ensaio clínico comprova os efeitos positivos do Sticky Bone e do CGF como uma alternativa ao material de enxerto ósseo autógeno e de aloenxerto para melhorar o tratamento de defeitos intra-ósseos periodontais em termos de parâmetros de tecido duro.

Limitações

Foram observadas as seguintes limitações no presente estudo:

1. O tamanho da amostra no presente estudo foi limitado a um total de 40 defeitos intra-ósseos. Seria desejável um tamanho de amostra maior para fundamentar os resultados.
2. É necessária uma análise a longo prazo para determinar a estabilidade dos resultados e para melhorar a avaliação radiográfica dos resultados.

7 Conclusão

O presente estudo clínico randomizado e controlado e de CBCT foi realizado para comparar a eficácia do Sticky Bone e do CGF no tratamento de defeitos intra-ósseos. Foram selecionados para o estudo 40 defeitos intra-ósseos de pacientes com periodontite crónica. Os parâmetros clínicos incluíram o índice de placa, o índice gengival, a profundidade da bolsa de sondagem e o nível de fixação clínica, enquanto os parâmetros radiográficos, como a profundidade e a largura do defeito ósseo, foram medidos por CBCT. Na altura da cirurgia, os defeitos foram aleatoriamente atribuídos ao grupo de controlo (FGC) ou ao grupo de teste (osso aderente). O índice de placa, o índice gengival, a profundidade da bolsa de sondagem e o nível de fixação clínica foram avaliados aos 3 e 6 meses, enquanto a análise de CBCT foi efectuada aos 6 meses.

Durante o curso do estudo, a cicatrização decorreu sem problemas tanto no grupo de teste como no grupo de controlo, sem quaisquer sinais de infeção ou complicações. Não se verificaram reacções locais e sistémicas adversas, o que indica a biocompatibilidade dos materiais utilizados. Não foi detectada qualquer evidência clínica de resposta imunitária indesejável, nem foi observada qualquer evidência de reação tecidular.

As reduções no índice de placa e no índice gengival indicaram uma manutenção satisfatória da higiene oral por parte dos pacientes ao longo do período de estudo. A redução da profundidade da bolsa de sondagem e o aumento do nível de fixação clínica no grupo de teste foi significativamente maior do que no grupo de controlo aos 6 meses.

Verificou-se uma redução significativa da profundidade e largura do defeito no grupo de teste em comparação com o grupo de controlo aos 6 meses.

Da análise dos resultados, foram retiradas as seguintes conclusões:

1. O grupo de teste (Sticky Bone) resultou em reduções da profundidade da bolsa de sondagem aos 3 meses e aos 6 meses, e foi estatisticamente significativo aos 6 meses, em comparação com o grupo de controlo (CGF).
2. O grupo de teste (Sticky Bone) mostrou um ganho no nível de vinculação clínica aos 3 e 6 meses, e foi estatisticamente significativo aos 6 meses em comparação com o grupo de controlo (CGF).
3. O grupo de teste (Sticky Bone) apresentou resultados significativamente melhores em termos de profundidade do defeito e redução da largura aos 6 meses, em comparação com o grupo de controlo (CGF).

Assim, dentro das limitações do estudo, pode concluir-se que a utilização de Sticky Bone pode ser mais benéfica para a obtenção de melhores resultados em termos de regeneração periodontal. Até à data, a técnica de reentrada parece ser o padrão de ouro e, embora nenhum método único possa produzir informações semelhantes de forma consistente. As imagens obtidas por CBCT, combinadas com medições clínicas, aumentarão definitivamente a nossa capacidade de determinar o resultado do tratamento sem a utilização do procedimento de reentrada. É de salientar que as diferenças nos padrões de cicatrização, nos agentes patogénicos microbianos, nos desenhos dos estudos, na população de doentes, nas técnicas de medição e nas variações dos defeitos humanos dificultam a comparação dos resultados clínicos. Além disso, em vários estudos foram utilizados métodos diferentes, como avaliações clínicas, histológicas e radiográficas, para avaliar os resultados dos tratamentos. Estas podem ser algumas das razões para as variações observadas entre os ensaios clínicos.

8 Resumo

A periodontite é definida como uma doença inflamatória dos tecidos de suporte dos dentes causada por microrganismos específicos ou grupos de microrganismos específicos, resultando na destruição progressiva do ligamento periodontal e do osso alveolar com formação de bolsas periodontais, recessão gengival ou ambas. O tratamento de defeitos intra-ósseos com periodontite crónica moderada é imprevisível devido à variação na morfologia do defeito. Para obter um sucesso ótimo, um desbridamento com retalho aberto deve ser apoiado por um enxerto ósseo autógeno e alógeno e por material regenerativo endógeno. Assim, o presente estudo foi realizado com o objetivo de avaliar clínica e radiograficamente a eficácia do Sticky Bone e do FGC isoladamente no tratamento de defeitos intra-ósseos. Um total de 40 defeitos foram divididos aleatoriamente em grupo de teste (Sticky Bone) e grupo de controlo (apenas FGC). Foi obtido um consentimento informado por escrito de todos os pacientes após um exame clínico minucioso com parâmetros que incluíam o Índice Gengival, o Índice de Placa, a Profundidade da Bolsa de Sondagem e o Nível de Fixação Clínica, que foram registados em intervalos de 3 meses e 6 meses.

A avaliação radiográfica com TCFC foi efectuada no início e aos 6 meses para avaliar a quantidade de alterações no nível de profundidade e largura do defeito. Todas as análises foram efectuadas utilizando o software SPSS versão 20.0 (IBM Corp) e a significância estatística foi testada ao nível de 5%. Verificou-se uma melhoria definitiva no que diz respeito aos achados clínicos e radiográficos em ambos os locais; no entanto, os grupos de teste apresentaram resultados significativamente melhores.

9 Referências

1) **Shah A.** Periodontite - Uma Revisão. **Med Clin Rev** 2017;3(14):1-5.

2) **Huang N, Gibson FC**. Imuno-patogénese da doença periodontal: Paradigmas actuais e emergentes. **Curr Oral Health Rep** 2014;1(2):124-132.

3) **Duong, Ho-Yan, Schmid, Eric.** História Natural da Periodontite. **Relatórios actuais de saúde oral** 2014;1:286-294.

4) **Loe H, Anerud A, Boysen H, Morrison E.** História natural da doença periodontal no homem. Perda rápida, moderada e sem perda de inserção em trabalhadores do Sri Lanka dos 14 aos 46 anos de idade. **J Clin Periodontol** 1986;13(5):431-45.

5) **Prichard JF.** A etiologia, o diagnóstico e o tratamento do defeito intraósseo. **J Periodontol** 1967;38(6):455-65.

6) **Papapanou PN, Tonetti MS.** Diagnóstico e epidemiologia das lesões ósseas periodontais. **Periodontol 2000** 2000;22:8-21.

7) **Bartold PM, Cantley MD, Haynes DR.** Mecanismos e controlo de perda óssea na periodontite. **Periodontol 2000** 2010;53:55-69.

8) **Goldman HM, Cohen DW.** A bolsa infra-óssea: classificação e tratamento. **J Periodontol** 1958; 29:272-391.

9) **Cortellini P, Tonetti MS.** Conceitos clínicos para a terapia regenerativa em defeitos intra-ósseos. **Periodontol 2000.** 2015;68(1):282-307

10) **Kaushik N, Grover HS, Kapoor S, Sharma P.** Regenerar o aparelho de fixação dos dentes O que é que a evidência afirma? **J Adv Med Dent Scie Res** 2015;3(3):78-94.

11) **Nityasri, Aromal S, Pradeep Kumar Y, Kalaivani V, Pandian R.** Papel do CGF (Fator de Crescimento Concentrado) na regeneração periodontal. **J Dent Health Oral Disord Ther** 2018;9(5):350-352.

12) **Sohn D, Huang B, Kim J, Park E, Park C.** Utilização de Matriz de enxerto ósseo enriquecida com factores de crescimento concentrados autólogos (CGF) (StickyBone) e membrana de fibrina enriquecida com CGF em Implantologia. **The Journal of Implant & Advanced Clinical Dentistry** 2015;(10)7:11-29.

13) **Acar B, Kamburoglu K.** Utilização da tomografia computorizada de feixe cónico em periodontologia. **World J Radiol** 2014;6(5):139-147.

14) **Choi IGG, Cortes ARG, Arita ES, Georgetti MAP.** Comparação de técnicas de imagem convencionais e TCFC para avaliação periodontal: Uma revisão sistemática. **Imaging Sci Dent** 2018;48(2):79-86.

15) **Thorat MK, Pradeep AR, Pallavi B.** Efeito clínico da fibrina plaquetária autóloga no tratamento de defeitos intra-ósseos: um ensaio clínico controlado. **J Clin Periodontol** 2011; 38: 925-932.

16) **Rodella LF, Favero G, Boninsegna R, Buffoli B, Labanca M, Scari G, et al.** Factores de crescimento, células CD34 positivas e análise da rede de fibrina na fração concentrada de factores de crescimento. **Microsc Res Tech** 2011 ;74(8):772-7.

17) **Joseph R, Raghunath A, Sharma N.** Clinical effectiveness of autologous platelet rich fibrin in the management of infrabony periodontal defects (Eficácia clínica da fibrina rica em plaquetas autóloga na gestão de defeitos periodontais infra-ósseos). **Singapore Dent J.** 2012;33(1):5-12

18) **Amable PR, Carias RB, Teixeira MV, da Cruz Pacheco I, Correa do Amaral RJ, Granjeiro JM, et al.** Preparação de plasma rico em plaquetas para medicina regenerativa: otimização e quantificação de citocinas e factores de crescimento. **Stem Cell Res Ther** 2013 Jun 7;4(3):67.

19) **Joseph V R, Sam G, Amol NV.** Avaliação clínica da fibrina rica em plaquetas autóloga em defeitos ósseos alveolares horizontais. **J Clin Diagn Res** 2014;8(11):ZC43- ZC47.

20) **Ajwani H, Shetty S, Gopalakrishnan D, Kathariya R, Kulloli A, Dolas RS et al.** Avaliação comparativa do biomaterial de fibrina rica em plaquetas e do desbridamento de retalho aberto no tratamento de defeitos intra-ósseos de duas e três paredes. **J Int Oral Health** 2015;7(4):32-7.

21) **Masuki H, Okudera T, Watanebe T et al.** Fator de crescimento e conteúdo de citocinas pró-inflamatórias no plasma rico em plaquetas (PRP), plasma rico em factores de crescimento (PRGF), fibrina rica em plaquetas avançada (A-PRF) e factores de crescimento concentrados (CGF). **Int J Implant Dent** 2016;2(1):19.
22) **Patel G, Gaekwad S, Gujjari S, Kumar V.** Fibrina Rica em Plaquetas na Regeneração de Defeitos Intra-ósseos: A Randomized Controlled Trial. **J Periodontol.** 2017;88:1192-1199.
23) **Bernardi S, Mummolo S, Tecco S, Continenza M. A, Marzo G**. Caracterização histológica da membrana de factores de crescimento concentrados de Sacco. **Int. J. Morphol** 35(1):114-119, 2017.
24) **Attar NB, Phadnaik M, Sachdeva S, Patil S, Khadse S.** Fibrina rica em plaquetas utilizada na regeneração de defeito intraósseo em paciente com periodontite agressiva - Um relato de caso. **Int J Periodontol Implantol** 2017;2(3):101-103.
25) **Pirpir C, Yilmaz O, Candirli C, Balaban E.** Avaliação da eficácia do fator de crescimento concentrado na osseointegração. **Int J Implant Dent** 2017;3(1):7.
26) **Debnath K, Chatterjee A.** Tratamento de defeitos horizontais com e sem matriz de fibrina rica em plaquetas: Um estudo clínico comparativo aleatório. **J Indian Soc Periodontol** 2018;22:406-13.
27) **Hussain H, Jan SM, Behal R.** A utilização de factores de crescimento concentrados autólogos na regeneração óssea após curetagem periapical: Um estudo clínico. **Int J Contemp Med Res** 2019;6(6):F5-F8.
28) **Kaushick BT, Jayakumar ND, Padmalatha O, Varghese S.** Tratamento de defeitos infra-ósseos periodontais humanos com enxerto ósseo de hidroxiapatite + fosfato tricálcico B isoladamente e em combinação com plasma rico em plaquetas: Um ensaio clínico aleatório. **Indian J Dent Res** 2011;22(4):505-10.
29) **Yilmaz S, Karaca EO, Ipci SD, Cakar G, Kuru BE, Kullu S et al.** Avaliação radiográfica e histológica da combinação de plasma rico em plaquetas e xenoenxerto derivado de bovino no procedimento de aumento do seio bilateral. **Platelets** 2013;24(4):308-15.
30) **Shetty S e Bose A. Uma avaliação clínica e radiográfica da gestão de defeitos ósseos periodontais com aloplastos e plasma rico em plaquetas. J Regen Med Tissue Eng** 2013;2:11.
31) **Dincer Y, Necdet D, Aydin O, Metin S, Eren OB, Ibrahim M.** Effect of platelet rich fibrin and beta tricalcium phosphate on bone healing. Um estudo histológico em suínos. **Ata Cir Bras** 2014;29(1): 59-65.
32) **Qiao J, Duan J, Zhang Y, Chu Y, Sun C.** O efeito de factores de crescimento concentrados no tratamento de defeitos intra-ósseos periodontais. **Future Sci OA** 2016;2(4):FS136.
33) **Garg K, Srivastava R, Verma PK, Gautam A, Tripathi V, Agarwal S**. Avaliação clínica do plasma rico em plaquetas quando combinado com um material de enxerto ósseo aloplástico no tratamento de defeitos periodontais intra-ósseos. **Saudi J Oral Sci** 2017;4:33-40.
34) **Bhatia G, Khatri M, Bansal M, Saxena S, Agarwal V, Kumar A.** Uma avaliação comparativa do enxerto ósseo de hidroxiapatite porosa com e sem plasma rico em plaquetas no tratamento de defeitos ósseos intra-ósseos periodontais: Um estudo clínico-radiográfico. **Indian J Dent Sci** 2018;10:72- 7.
35) **Atia W, Khalil A, Melek L.** Osso pegajoso em defeito de deiscência à volta de implante dentário. **Alex Dent J** 2018;43:35-40
36) **Soni R, Priya A, Yadav H, Mishra N, Kumar L.** Aumento ósseo com osso pegajoso e fibrina rica em plaquetas pela técnica de divisão de crista e envolvimento do pavimento nasal para carga imediata de implante dentário após a extração de canino impactado. **Natl J Maxillofac Surg** 2019;10:98-101.
37) **Xu Y, Qiu J, Sun Q, Yan S, Wang W, Yang P et al.** Resultados de um ano que avaliam os efeitos dos factores de crescimento concentrados na cicatrização de defeitos intra-ósseos tratados com ou sem substituto ósseo na periodontite crónica. **Med Sci Monit** 2019;25:4384-4389.
38) **Misch KA, Yi ES, Sarment DP.** Precisão da tomografia computorizada de feixe cónico para medições de defeitos periodontais. **J Periodontol** 2006;77(7):1261-6.

39) **Vandenberghe B, Jacobs R, Yang J.** Validade (ou acuidade) de diagnóstico de imagens 2D CCD versus imagens 3D CBCT para avaliar a degradação periodontal. **Oral Surg Oral Med Oral Pathol Oral Radiol Endod** 2007;104(3):395-401.

40) **Vandenberghe B, Jacobs R, Yang J.** Deteção de perda óssea periodontal utilizando imagens de tomografia computorizada digital intra-oral e de feixe cónico: uma avaliação in vitro de defeitos ósseos e/ou infra-ósseos. **Dentomaxilofac Radiol** 2008;37(5):252-60.

41) **Grimard BA, Hoidal MJ, Mills MP, Mellonig JT, Nummikoski PV, Mealey BL.** Comparação de técnicas de medição clínicas, de radiografia periapical e de tomografia volumétrica de feixe cónico para avaliar as alterações do nível ósseo após a terapia periodontal regenerativa. **J Periodontol.** 2009;80(1):48-55.

42) **Leung CC, Palomo L, Griffith R, Hans MG.** Precisão e fiabilidade da tomografia computorizada conebeam para medir a altura do osso alveolar e detetar deiscências e fenestrações ósseas. **Am J Orthod Dentofacial Orthop** 2010;137(4Suppl):S109-19.

43) **de Faria Vasconcelos K, Evangelista KM, Rodrigues CD, Estrela C, de Sousa TO, Silva MA.** Deteção de perda óssea periodontal utilizando tomografia computadorizada de feixe cônico e radiografia intraoral. **Dentomaxillofac Radiol** 2012;41(1):64-9.

44) **Fleiner J, Hannig C, Schulze D, Stricker A, Jacobs R.** Método digital para quantificação do nível ósseo periodontal circunferencial utilizando TC de feixe cónico. **Clin Oral Investig** 2013;17(2):389-96.

45) **Songa VM, Jampani ND, Babu V, Buggapati L, Mittapally S.** Precisão da tomografia computorizada de feixe cónico no diagnóstico e planeamento do tratamento de defeitos ósseos periodontais: um relato de caso. **J Clin Diagn Res** 2014;8(12):ZD23- ZD25.

46) **Li F, Jia P, Ouyang X.** Comparação de medições em tomografia computorizada de feixe cónico para defeitos intra-ósseos periodontais com medições intra-cirúrgicas. **Chin J Dent Res** 2015;18(3):171-176

47) **Banodkar AB, Gaikwad RP, Gunjikar TU, Lobo TA.** Avaliação da precisão da tomografia computorizada de feixe cónico para medição de defeitos periodontais: Um estudo clínico. **J Indian Soc Periodontal** 2015;19:285-9

48) **Bagis N, Kolsuz ME, Kursun S, Orhan K.** Comparação da radiografia intra-oral e da tomografia computorizada de feixe cónico para a deteção de defeitos periodontais: um estudo in vitro. **BMC Oral Health** 2015;15:64.

49) **Bayat S, Talaeipour AR, Sarlati F.** Deteção de defeitos periodontais simulados utilizando TC de feixe cónico e radiografia intraoral digital. **Dentomaxillofac Radiol** 2016;45(6):20160030.

50) **Chhabra A, Uppoor A, Pralhad S, Singh N, Nayak D.** Quantificação de defeitos ósseos intra-ósseos por técnicas de imagem convencionais versus tridimensionais - um estudo in vivo. **J. Int. de Res. Avançada** 2016;4(5):1377-1385.

51) **Suphanantachat S, Tantikul K, Tamsailom S, Kosalagood P, Nisapakultorn K, Tavedhikul K.** Comparação dos valores clínicos entre a tomografia computorizada de feixe cónico e a radiografia intra-oral convencional na avaliação de defeitos periodontais e infra-ósseos. **Dentomaxillofac Radiol** 2017;46(6):20160461.

52) **Peterson AG, Wang M, Gonzalez S, Covell DA Jr, Katancik J, Sehgal HS.** Uma investigação in vivo e de tomografia computorizada de feixe cónico da precisão na medição da altura do osso alveolar e na deteção de defeitos de deiscência e fenestração. **Int J Oral Maxillofac Implants** 2018;33(6):1296-1304.

53) **Ruetters M, Hagenfeld D, ElSayed N, Zimmermann N, Gehrig H, Kim TS.** Comparação ex vivo de CBCT e radiografias periapicais digitais para a avaliação quantitativa de defeitos periodontais. **Clin Oral Investig** 2019. doi:10.1007/s00784-019-02933-w.

54) **Silness J, Loe H.** Doença periodontal na gravidez. II. Correlação entre a higiene oral e a condição periodontal. **Ata Odontol Scand** 1964;22:121- 135.

55) **Loe H, Silness J.** Doença periodontal na gravidez. I. Prevalência e gravidade. **Ata Odontol**

Scand 1963;21:533-51.
56) **Popova C, Panova VD, Panov V**. Microbiologia das doenças periodontais. A Review. **Biotechnol Biotechnol Equip** 2013;27(3);3754-3759.
57) **Hienz SA, Paliwal S, Ivanovski S**. Mecanismos de reabsorção óssea na periodontite. **J Immunol Res** 2015;2015:615486.
58) **Singh B, Nanda T, Bhickta S, Mehra P, Joshi B.** Pathway towards Periodontal Regeneration: Uma revisão. **Int J Periodontol Implantol** 2016;1(1):12-18
59) **Ayoub AH, Belal SM.** "Avaliação clínica e radiográfica da preservação do alvéolo utilizando uma matriz de enxerto ósseo enriquecida com factores de crescimento concentrados autólogos (Sticky Bone): Um relato de caso". **EC Dental Science** 2016;5(4): 1128-1135.
60) **Agrawal AA.** Evolução, estado atual e avanços na aplicação de concentrado de plaquetas em periodontia e implantologia. **World J Clin Cases** 2017;5(5):159-171.
61) **Kshirsagar JT, Rubine S.** Inovação na regeneração - Fator de crescimento concentrado. **Int J Appl Dent Sci** 2017;3(2): 206-208
62) **Al-Azem R, Ali N, Mostafa D.** A eficácia das concentrações de plaquetas em cirurgias periodontais. **Int J Dent Res** 2018;6(2):61-65
63) **Vasudev S, Vakade CD, Paramesh RC, Prerna R, Deepak S, Mathew AE.** Hidroxiapatita e Fosfato de B-Tricálcio para Regeneração Óssea em Grandes Cavidades Císticas. **Int J Oral Health Med Res** 2017;4(2):7-11.
64) **Juneja G, Bharti V.** Tratamento de defeitos intra-ósseos periodontais com fibrina plaquetária e enxerto ósseo de hidroxiapatite porosa: Um estudo clínico e radiográfico comparativo utilizando Dentascan. **Saint Int Dent J** 2015;1:22-27
65) **Pradeep AR, Bajaj P, Rao NS, Agarwal E, Naik SB.** Fibrina Rica em Plaquetas Combinada com um Enxerto de Hidroxiapatite Porosa para o Tratamento de Defeitos Intra-ósseos de 3 Paredes na Periodontite Crónica: Um Ensaio Clínico Controlado e Randomizado. **J Periodontol** 2017;88(12):1288-1296.
66) **Bodhare GH, Kolte AP, Kolte RA, Shirke PY.** Avaliação clínica e radiográfica e comparação de pedaços de aloplastos ósseos bioactivos quando utilizados isoladamente e em combinação com fibrina rica em plaquetas no tratamento de defeitos intra-ósseos periodontais - um ensaio controlado aleatório. **J Periodontol** 2019;90(6):584-594.
67) **Wanikar I, Rathod S, Kolte AP.** Avaliação clínico-radiográfica do gel de alendronato a 1% como adjuvante e fibrina rica em plaquetas derivada de sangue inteligente em defeitos de furca de grau II. **J Periodontol** 2019 Jan;90(1):52-60.
68) **Saini N, Sikri P, Gupta H.** Avaliação da eficácia relativa do plasma autólogo rico em plaquetas em combinação com aloplastos de fosfato β-tricálcico versus aloplastos isolados no tratamento de defeitos infra-ósseos periodontais humanos: Um estudo clínico e radiológico. **Indian J Dent Res** 2011;22:107-15.

10 Tabelas

Tabela 1: Comparação dos parâmetros clínicos ao longo do tempo

	N	Média	SD	Valor P*
Índice de placas				
Linha de base	20	3.40	0.38	**< 0.0001 (S)**
3 meses	20	2.48	0.49	
6 meses	20	1.71	0.69	
Índice gengival				
Linha de base	20	1.57	0.25	**< 0.0001 (S)**
3 meses	20	1.21	0.15	
6 meses	20	0.97	0.31	

S: Significativo; DP: Desvio padrão, *Usando ANOVA de medidas repetidas

Tabela 2: Comparação de PPD entre dois grupos em cada momento e em todos os momentos em cada grupo

PPD (mm)	Grupo de teste (n=20)		Controlo (n=20)		Valor de p
	Média	SD	Média	SD	
Linha de base	6.70	1.03	6.70	1.22	0,999 (NS)
3 meses	4.60	0.82	4.80	1.11	0,447 (NS)
6 meses	3.20	0.70	3.60	0.99	**0.042 (S)**
Valor de p^{T}	**< 0.0001 (S)**		**< 0.0001 (S)**		

S: Significativo; NS: Não significativo, ^Anova de medidas repetidas; *teste-t para amostras independentes

Tabela 3: Comparação de CAL ao longo do tempo e entre dois grupos

CAL (mm)	Grupo de teste (n=20)		Grupo de controlo (n=20)		Valor de p
	Média	SD	Média	SD	
Base de referência	7.30	1.17	7.50	1.24	0,359 (NS)
3 meses	5.55	1.36	5.25	1.29	0,301 (NS)
6 meses	3.20	0.89	4.15	1.04	**0.002 (S)**
Valor de p^{T}	**< 0.0001 (S)**		**< 0.0001 (S)**		

S: Significativo; NS: Não significativo, ^Anova de medidas repetidas; *teste-t para amostras independentes

Tabela 4: Comparação do tempo de profundidade do defeito e entre os dois grupos

Profundidade do defeito	Grupo de teste (n=20)		Grupo de controlo (n=20)		Valor P*
	Média	SD	Média	SD	
Linha de base	3.92	0.84	3.95	0.95	0,919 (NS)
6 meses	2.69	0.49	3.20	0.88	**0.041 (S)**
Valor de p^{T}	**< 0.0001 (S)**		**< 0.0001 (S)**		

S: Significativo; NS: Não significativo, ^Teste t pareado; *teste t para amostras independentes

Tabela 5: Comparação da largura do defeito (MD) ao longo do tempo e entre dois grupos

Largura do defeito (MD)	Grupo de teste (n=20)		Grupo de controlo (n=20)		Valor P*
	Média	SD	Média	SD	

Linha de base	3.12	0.59	3.24	0.82	0,572 (NS)
6 meses	2.41	0.42	2.80	0.75	**0.037 (S)**
Valor de p^T	**< 0.0001 (S)**		**< 0.0001 (S)**		

S: Significativo; NS: Não significativo, ^Teste t pareado; *teste t para amostras independentes

Tabela 6: Comparação da largura do defeito (BL) ao longo do tempo e entre dois grupos

Largura do defeito (BL)	Grupo de teste (n=20)		Grupo de controlo (n=20)		Valor P*
	Média	SD	Média	SD	
Linha de base	2.95	0.73	3.35	0.86	0,101 (NS)
6 meses	2.59	0.54	3.18	1.21	**0.037 (S)**
Valor de p^T	**0.028 (S)**		0,577 (NS)		

S: Significativo; NS: Não significativo,^{T} Teste t emparelhado; *t-teste para amostras independentes

11 Gráficos

Gráfico 1: Gráfico de linhas que mostra os índices médios de placa bacteriana e gengival ao longo do tempo

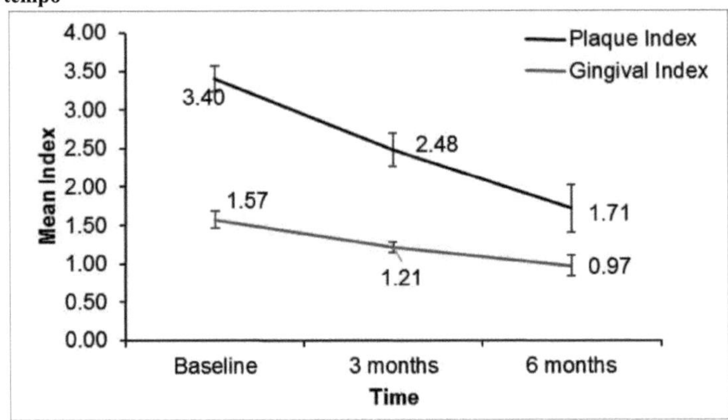

Gráfico 2: Gráfico de linhas que mostra o PPD médio em diferentes momentos em dois grupos

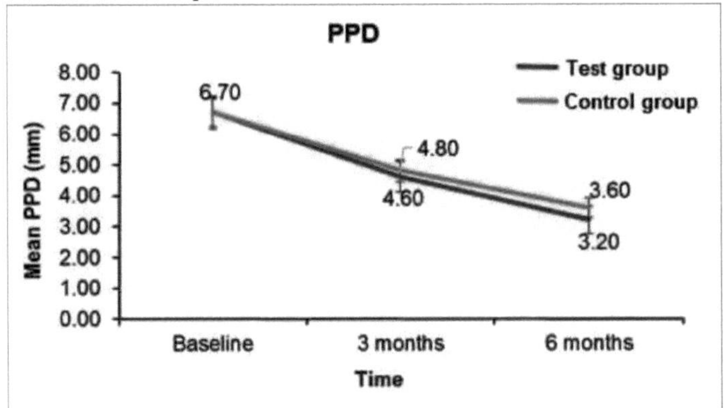

Gráfico 3: Gráfico de linhas mostrando a média de CAL em diferentes momentos em dois grupos

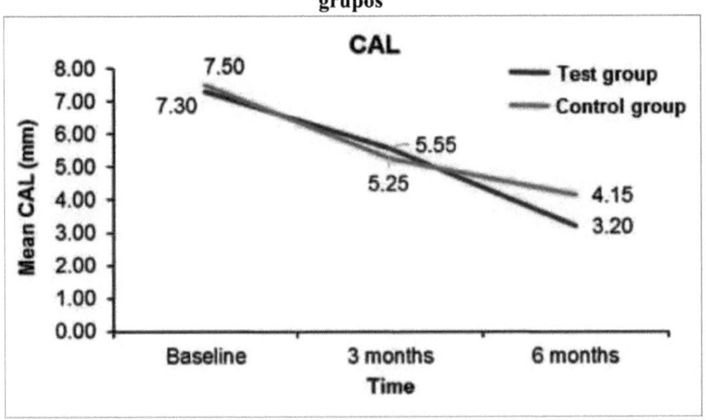

Gráfico 4: Gráfico de colunas que mostra a profundidade média dos defeitos para cada grupo em dois momentos

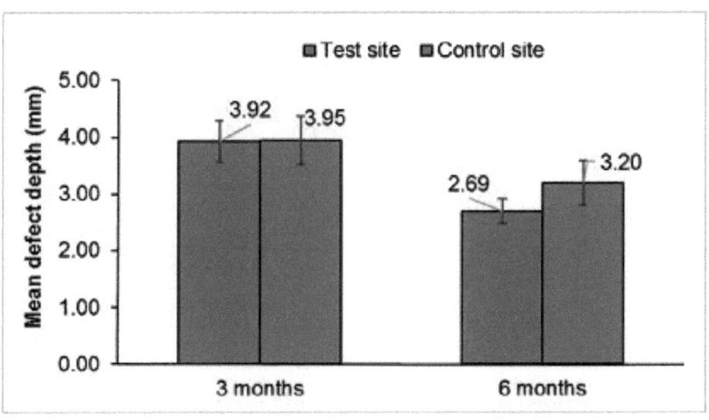

Gráfico 5: Gráfico de colunas que mostra a largura média do defeito (MD) para cada grupo em dois momentos

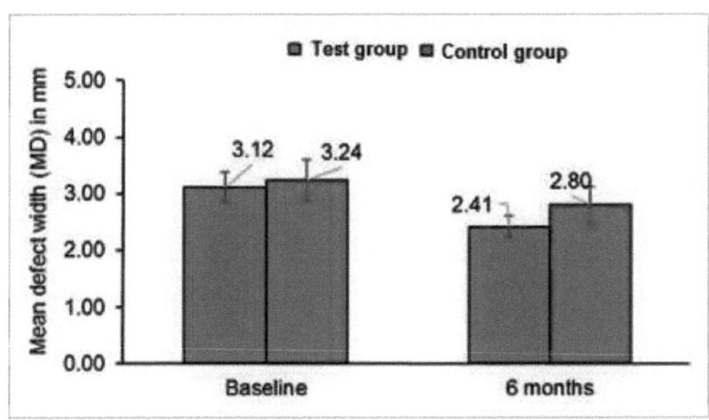

Grupo 6: Gráfico de colunas que mostra a largura média do defeito (BL) para cada grupo e em dois momentos

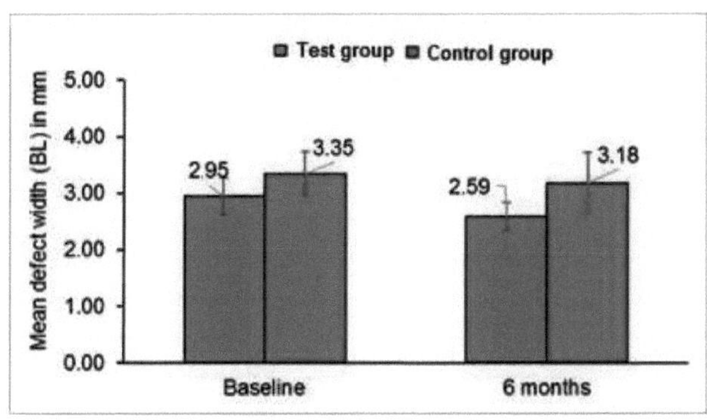

Gráfico mestre

Índice de placa dos pacientes participantes

Sr. Não.	Linha de base	3 meses	6 meses
1	3.2	2.67	2.4
2	3.12	2.78	1.21
3	3.03	2.63	2.13
4	3.25	2.89	1.19
5	2.93	2.46	2.23
6	3.87	2.62	2.2
7	2.89	2.62	2.21
8	3.74	1.34	0.5
9	3.16	2.48	2.13
10	3.98	2.89	2.31
11	3.06	2.41	2.2
12	3.92	2.82	2.21
13	3.2	2.67	2.4
14	3.72	1.48	0.61
15	3.91	2.84	2
16	3.7	1.43	0.12
17	3.76	2.13	1.43
18	3	2.68	2
19	3.15	2.87	1.21
20	3.5	2.9	1.5

Índice gengival dos pacientes participantes

Sr. Não.	Linha de base	3 meses	6 meses
1	1.98	1.33	0.99
2	1.56	1.2	1
3	1.45	1.1	0.26
4	1.37	1.4	1.05
5	1.5	1.02	1
6	1.87	1.08	1
7	1.5	1.16	1.02
8	1.88	1.33	1.01
9	1.25	1.16	1.04
10	1.75	1.35	1.6
11	1.43	1.02	0.58
12	1.66	1.41	1.12
13	1.33	1.2	1.01
14	1.88	1.3	1.01
15	1.5	1.17	1.3

16	1.98	1.32	0.99
17	1.43	1	0.25
18	1.25	1.16	1.04
19	1.15	1.08	0.9
20	1.66	1.5	1.18

Defeito. Não	Grupo de teste		Grupo de controlo	
	PPD	CAL	PPD	CAL
1	5	5	5	6
2	7	7	5	6
3	7	7	6	7
4	7	8	7	7
5	7	8	7	7
6	7	8	7	8
7	7	7	7	8
8	6	6	6	7
9	6	7	6	7
10	8	8	7	8
11	5	5	5	6
12	6	6	7	7
13	7	7	6	6
14	8	9	10	11
15	9	9	8	9
16	7	8	7	7
17	6	8	8	9
18	5	6	8	8
19	7	8	6	8
20	7	8	6	8

Defeito. Não	Grupo de teste		Grupo de controlo	
	PPD	CAL	PPD	CAL
1	4	5	4	4
2	4	5	4	4
3	5	6	4	4
4	4	6	5	6
5	6	7	5	5
6	5	6	5	6
7	6	6	6	6
8	4	4	4	5
9	4	4	3	5
10	4	4	4	4
11	3	3	4	5
12	4	4	4	4
13	5	5	5	5
14	4	7	8	9
15	5	9	6	7
16	5	6	5	6
17	5	6	5	4

18	5	6	6	6
19	6	6	5	4
20	6	6	4	4

Defeito. Não	**Grupo de teste**		**Grupo de controlo**	
	PPD	**CAL**	**PPD**	**CAL**
1	3	3	2	2
2	3	3	3	3
3	3	3	3	3
4	4	4	4	4
5	4	5	5	5
6	4	4	4	4
7	5	5	5	5
8	2	2	2	3
9	3	3	3	4
10	3	3	3	4
11	2	2	3	4
12	3	2	3	4
13	3	2	3	4
14	5	6	5	6
15	3	6	5	7
16	3	3	3	4
17	3	4	4	4
18	3	3	5	5
19	3	3	5	5
20	3	3	3	3

Defeito n.º.	**Base de referência**		
	Profundidade do defeito	Largura do defeito (MD)	Largura do defeito (BL)
1	3.7	2.9	3.2
2	3.8	1.8	2.9
3	3.4	3	4.6
4	4.7	3.5	4.9
5	3.6	4.1	4.8
6	2.8	2.5	3
7	3.4	2.8	3.2
8	2.9	2	2.6
9	3	3.2	3.8
10	3.1	2	2.9
11	3.5	3.2	2.1
12	3.8	4	1.9
13	4.4	3.1	2.4
14	3.9	3.1	2.9
15	5.4	3	3
16	4.1	3.6	3.9
17	3.4	4.3	4.1
18	5.6	3.8	4
19	5.3	2.9	3.9
20	5.7	3.1	2.8

Defeito n.º.	**6 meses**

	Profundidade do defeito	Largura do defeito (MD)	Largura do defeito (BL)
1	2.9	2.8	3.1
2	1.8	2.9	3.5
3	3.3	2.8	4.5
4	4.6	3.2	4.4
5	3.3	3.6	4.6
6	2.4	1.8	2.7
7	3	3.1	2.8
8	2.4	1.7	2
9	2.4	2.6	3.1
10	2.5	1	1.9
11	2.6	3.4	3.3
12	2.5	3.8	3.2
13	3.5	2.4	7
14	2.5	2.7	1.9
15	3.8	2	2.1
16	3.9	3.4	2.8
17	3.1	4.1	3.1
18	3.6	3.1	2.8
19	5	2.6	2.6
20	4.8	2.9	2.1

Defeito n.º.	**Linha de base**		
	Altura do defeito	Largura do defeito (MD)	Largura do defeito (BL)
1	3	2	3.1
2	3.1	2.6	2.9
3	5.4	3.4	2.8
4	4.5	3.2	3.1
5	3.1	2.1	3
6	3.1	3.5	2.3
7	2.5	1.11	2.6
8	3.5	2.7	2.7
9	3.2	2.4	4
10	3.6	3.2	3.7
11	3.5	3.6	2.8
12	4	3.7	2.1
13	3.9	3.1	2
14	5.2	3.3	3
15	4.9	4.2	4.5
16	5.2	3.8	4.2
17	4.6	4.1	3
18	3.7	2.3	2.1
19	4.7	3.2	1.8
20	3.1	3.1	3.2

Defeito n.º.	**6 meses**		
	Profundidade do defeito	Largura do defeito (MD)	Largura do defeito (BL)
1	2.4	2	2.9
2	3	2.2	2.3

3	4	2.7	2.7
4	3.5	2.1	3
5	2.9	3.1	2.9
6	3	2.4	2.2
7	2.4	1.8	2.4
8	2.8	2.1	2.5
9	3	2.1	3.2
10	2.5	2.8	2.8
11	2	3	2.8
12	2.6	2.7	3.2
13	2.2	2.1	3.1
14	2.6	3	2.9
15	2.5	2.5	3
16	2.2	2.5	3
17	2.5	3	2
18	3	1.9	1.5
19	2.8	2	1.4
20	2	2.1	2

**Avaliação comparativa da
matriz de enxerto ósseo enriquecida com Cola de Fibrina Autóloga (AFG)
(sticky bone) e Factores de Crescimento Concentrados (CGF) no tratamento
de defeitos ósseos intra-ósseos por CBCT: Um
estudo clínico e
radiográfico de controlo aleatório**

FORMULÁRIO DE HISTORIAL DE CASOS

NOME:

OPD NO.

IDADE/SEXO: DATA:

OCUPAÇÃO:

ENDEREÇO

QUEIXA PRINCIPAL:

HISTÓRIA DENTÁRIA ANTERIOR:

HISTÓRIA MÉDICA ANTERIOR:

HISTÓRIA FAMILIAR:

HÁBITO DE HIGIENE ORAL:

DENTES PRESENTES:

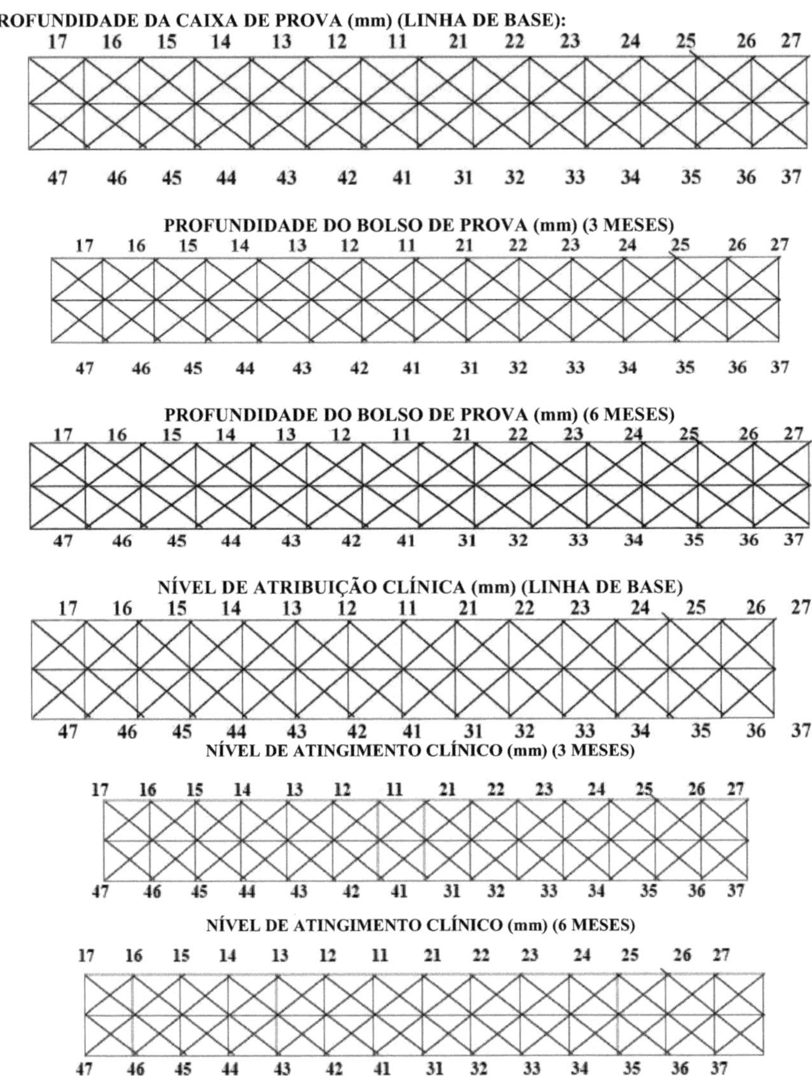
PROFUNDIDADE DA CAIXA DE PROVA (mm) (LINHA DE BASE):
17 16 15 14 13 12 11 21 22 23 24 25 26 27
47 46 45 44 43 42 41 31 32 33 34 35 36 37
PROFUNDIDADE DO BOLSO DE PROVA (mm) (3 MESES)
17 16 15 14 13 12 11 21 22 23 24 25 26 27
47 46 45 44 43 42 41 31 32 33 34 35 36 37
PROFUNDIDADE DO BOLSO DE PROVA (mm) (6 MESES)
17 16 15 14 13 12 11 21 22 23 24 25 26 27
47 46 45 44 43 42 41 31 32 33 34 35 36 37
NÍVEL DE ATRIBUIÇÃO CLÍNICA (mm) (LINHA DE BASE)
17 16 15 14 13 12 11 21 22 23 24 25 26 27
47 46 45 44 43 42 41 31 32 33 34 35 36 37
NÍVEL DE ATINGIMENTO CLÍNICO (mm) (3 MESES)
17 16 15 14 13 12 11 21 22 23 24 25 26 27
47 46 45 44 43 42 41 31 32 33 34 35 36 37
NÍVEL DE ATINGIMENTO CLÍNICO (mm) (6 MESES)
17 16 15 14 13 12 11 21 22 23 24 25 26 27
47 46 45 44 43 42 41 31 32 33 34 35 36 37

ÍNDICES

ÍNDICE DE PLACAS (PI) (Silness & Loe 1964) - Linha de base

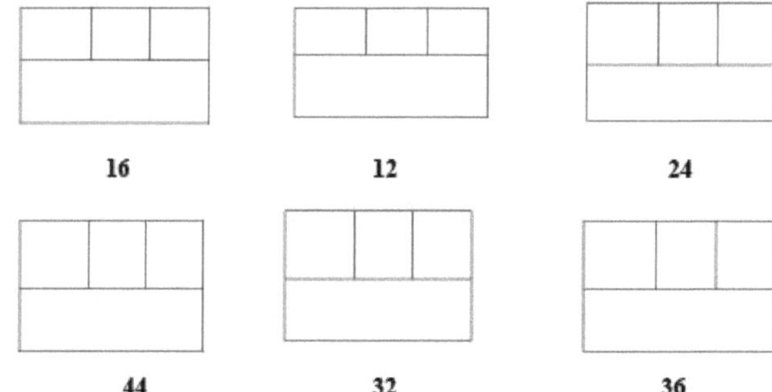

Pontuação total de todos os dentes

Número total de dentes examinados

ÍNDICE DE PLAQUEAMENTO (PI) (Silness & Loe 1964) -3 meses

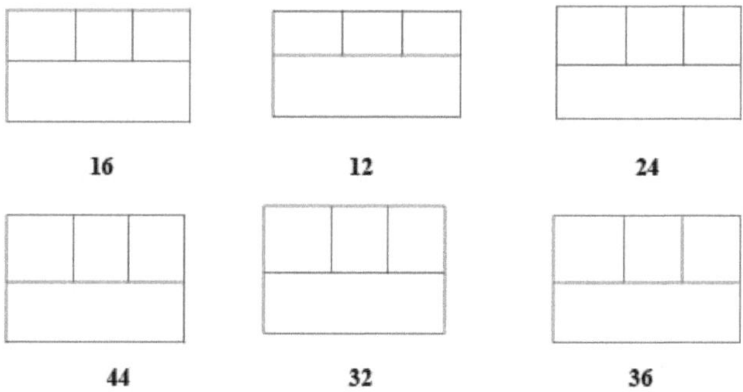

Pontuação total de todos os dentes

Número total de dentes examinados

ÍNDICE DE PLACAS (PI) (Silness & Loe 1964) -6 meses

ÍNDICE GINGIVAL (GI) (Loe & Silness & 1963) - Base de referência

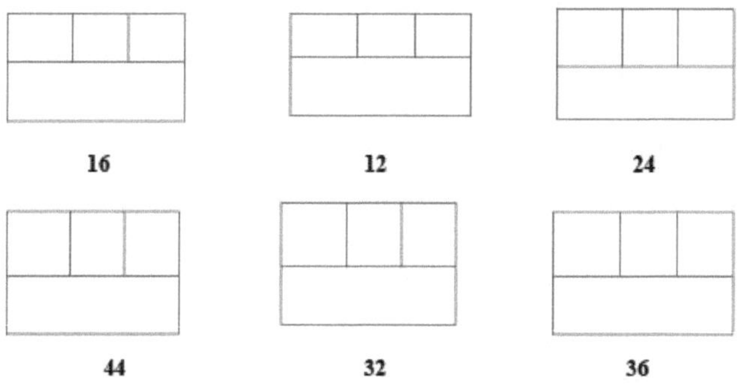

Pontuação total de todos os dentes

Número total de dentes examinados

ÍNDICE GINGIVAL (GI) (Loe & Silness 1963) (3 meses)

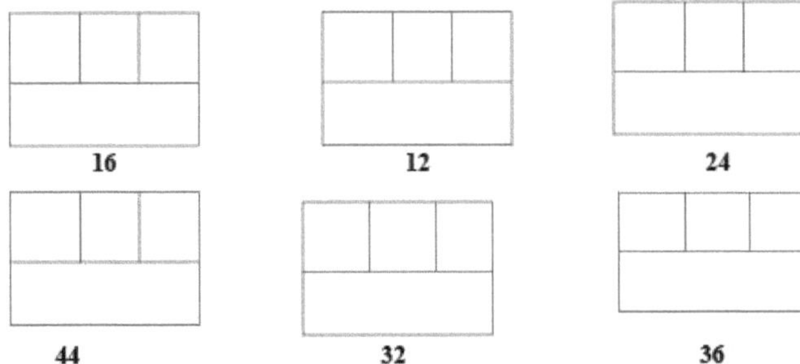

Pontuação total de todos os dentes = Número total de dentes examinados

ÍNDICE GINGIVAL (GI) (Loe & Silness 1963) (6 meses)

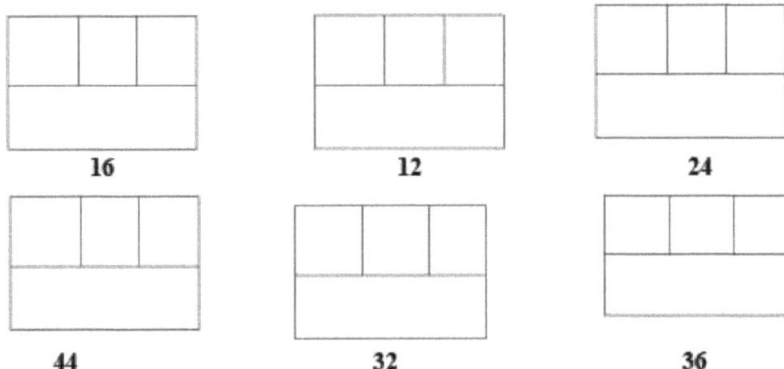

Pontuação total de todos os dentes = Número total de dentes examinados

EXAMES RADIOGRÁFICOS:

Dimensões do defeito intraósseo (CBCT) na linha de base:

Sítio	Dente Não.	Profundidade do defeito na linha de base	Profundidade do defeito aos 6 meses	Largura do defeito na linha de base	Largura do defeito aos 6 meses
Controlo					
Teste					

Formulário de consentimento informado (confidencial)

"Avaliação comparativa da matriz de enxerto ósseo enriquecida com cola de fibrina autóloga (AFG) (sticky bone) e factores de crescimento concentrados (CGF) no tratamento de defeitos ósseos intra-ósseos por CBCT: um estudo clínico e radiográfico de controlo aleatório"

Sr./Mestre/Sra./Miss.

Residente de:
anos de idade,
Exercendo a minha livre vontade/escolha, sem qualquer tipo de pressão/incentivo, dou o meu consentimento para que o projeto seja realizado por
Confirmo que recebi a "ficha de informação do doente" e que o médico me informou sobre este projeto de investigação de forma adequada e suficiente para mim. Concordo em participar neste projeto e não misturarei outros projectos durante o período deste ensaio. Autorizo a publicação dos resultados da minha participação neste estudo. Não receberei qualquer reembolso ou indemnização.
Registo o meu consentimento para a participação no referido questionário.
Nome do doente Assinatura/impressão digital DataHora
Investigador principalAssinatura DataHora

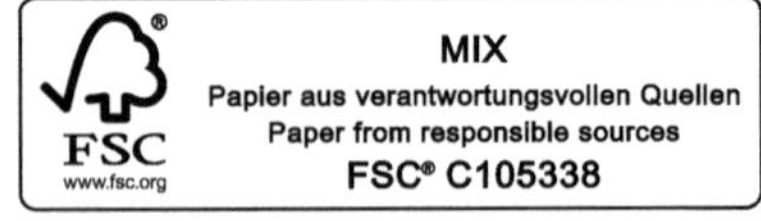

Printed by Books on Demand GmbH, Norderstedt / Germany